LES MALADIES

DE

LA RESPIRATION

DERNIERS OUVRAGES DU MÊME AUTEUR

ENVOI *franco* CONTRE MANDAT-POSTE

L'Hygiène de la beauté (11ᵉ édition), 428 pages . .	4 fr.
Les Arthritiques, 328 pages	4 »
Les Névropathes, 300 pages	5 »
Hygiène et traitement curatif des troubles digestifs, 260 pages	4 »
Les Remèdes qui guérissent (cures rationnelles des maladies), 365 pages	4 »
Hygiène et traitement des maladies de la peau (5ᵉ éd.)	3 »
Hygiène et traitement du diabète (6ᵉ édition) . . .	3 »
Hygiène et médecine journalière, 380 pages	3 50
La Lutte pour la santé, 350 pages.	3 50
Misères nerveuses (4ᵉ édition), 350 pages.	3 50
Formulaire de médecine pratique (10ᵉ édit.), 800 p.	5 »
L'Hygiène de l'estomac (11ᵉ édition), 450 pages . . .	4 »
L'Hygiène des sexes (5ᵉ édition), 320 pages	4 »
L'Hygiène des riches (3ᵉ édition), 360 pages	4 »
L'Hygiène du travail, 300 pages	4 »
La santé par l'exercice, 316 pages.	4 »
L'alcoolisme, 300 pages	3 50
Les Maladies épidémiques.	1 »
Les odeurs du corps humain (3ᵉ édit.), 360 pages. .	3 50
Les propos du docteur (4ᵉ édition), 2 volumes à. . .	4 50
Précis élémentaire d'hygiène pratique (en collaboration avec le Dʳ Dubousquet)	6 »
Esquisses d'hydrologie clinique (20 brochures) . . .	» »
La Santé de la femme, 400 pages.	4 »
Les Maladies vénériennes, 130 pages	3 »
Comment on défend sa virilité	1 »
Comment on se défend contre les métrites	1 »
— — **contre l'eczéma**.	1 »
— — **contre le diabète**	1 »
— — **contre l'albuminurie** . . .	1 »
Les Maladies de la digestion, 400 pages	4 »
Les troubles nerveux de cause sexuelle.	1 50
Hygiène et médecine féminines, 350 pages	5 »

Dr E. MONIN

Les Maladies de la Respiration

MÉDECINE ET HYGIÈNE

« Les maladies de poitrine emportent
« le tiers des générations humaines. »

BARTH.

PARIS

OCTAVE DOIN, ÉDITEUR

8, PLACE DE L'ODÉON, 8

PRÉFACE

Le médecin devrait être un marchand de bonheur, un « souffleur d'espoir » et non le triste pessimiste, le nihiliste raisonné, qu'il semble trop volontiers représenter à notre époque. Faire renaître la joie sur le pauvre visage chagrin d'un malade, quelle incomparable mission!

Il y a plus. Suivant l'opinion, très saine, du peuple, le médecin est le guérisseur et la médecine l'art de guérir. Or, on s'ingénie à vouloir envisager, de plus en plus, la médecine comme une science, comme une sorte de branche des sciences naturelles. Là est l'erreur.

Le *vouloir vivre* est l'essence de l'homme : la souffrance et la maladie représentent autant d'offenses faites à notre utilitarisme naturel, à notre instinct inné de conservation. Lorsque le client demande à guérir, le savant cherchera à lui démontrer sa folie, au lieu que tout médecin digne de ce nom pénétrera ses raisons et dirigera sa médication conformément aux vues de la nature, et à sa foi thérapeutique.

Comment réparer le mal, si nous le jugeons irréparable ? Comment instituer un traitement, si nous le jugeons utopique ? Pourquoi afficher les dehors d'un organicien fataliste, lorsque l'expérience nous démontre, à chaque pas, les puissantes ressources de la vitalité, qui perpètre, parfois, les plus inattendues des guérisons, en dehors même de tout espoir scientifique rationnel ? Il est vrai que, si notre École actuelle connaît à fond la maladie, elle ignore superbement les remèdes. Cela soit dit sans arrière-pensée de dénigrement : la science nuit considérablement à l'art.

Je tiens à le répéter ici, avec tous les hommes de bons sens. La médecine est non une science, mais un art, exigeant toujours plus de bon sens que d'acquit, plus de tact que de vraie méthode. La pratique devance toujours la science et parle avant elle : le malade a-t-il le temps d'attendre la théorie scientifique, pour être soulagé ? Non : il demande simplement que le praticien voie suffisamment clair dans son état pour l'aider dans sa lutte pour la santé [1]. Mais la science n'a pas grand'chose à voir avec la pratique. Souvent un vulgaire homme d'affaires

1. Larroumet, *Nouvelles Études de Littérature et d'Art*, page 328.

nous donnera de meilleurs conseils que le doyen le plus vénéré des professeurs de droit. De même, un modeste praticien nous soignera, parfois, d'une manière plus efficace que le président de la plus illustre Académie...

Je n'écris pas ces lignes pour décréter l'inutilité de la science, mais pour déclarer que ses doctrines doivent toujours, avant d'entrer dans la pratique journalière, avoir reçu, préalablement, l'investiture de la clinique, qui est comme leur pragmatique sanction. D'ailleurs, que de mutations successives dans les doctrines et comme la scolastique serait malade si, au lieu de toujours analyser et développer, les Écoles demandaient des résumés compréhensifs, de la *synthèse*, en un mot! Mais il est toujours plus aisé, a dit Vauvenargues, de dire des choses nouvelles que de chercher à concilier celles qui ont été dites ! Toujours est-il que, pour l'instant, le problème vital, rapporté d'abord aux microbes, est en train d'être refoulé aux toxines et aux diastases... Ah ! nous pouvons bien nous moquer des Chinois et de leur bizarre conception de l'univers, qui repose sur quatre tortues, reposant elles-mêmes sur quatre éléphants etc. — Il y a de quoi rire aux larmes, lorsque certains pontifes viennent nous parler de la certitude des théories !

Cela dit, j'ai consacré ce manuel à exposer, d'une manière pratique, l'hygiène et le traitement des affections respiratoires. Écrit avec le frein salutaire du respect des anciens, cet ouvrage (le quarantième que je publie) est un livre vécu, dont les idées pratiques, accessibles au plus grand nombre, sont la réverbération des principes curatifs séculaires, concernant les maladies les plus communes de l'arbre aérien. Le vulgarisateur est souvent, bien malgré lui, un virtuose de l'imprécision : cela est vrai, surtout, pour ce qui concerne les points contestés et *contestables* de la doctrine. Mais, en ce qui concerne le côté pratique et *utile*, c'est-à-dire dans le domaine de la thérapeutique, il ne craint pas d'entrer dans les plus petits détails, sachant que l'art médical est fait de minuties et que le succès curatif appartient surtout à celui qui ne néglige le traitement d'aucun symptôme et sait varier, indéfiniment pour ainsi dire, les ressources de sa médication.

Dr E. MONIN.

Paris, 7, rue Royale.

LES MALADIES
DE LA
RESPIRATION

CHAPITRE PREMIER

AFFECTIONS NASALES CORYZA AIGU ET CHRONIQUE

Dans le coryza aigu (vulgairement *rhume de cerveau*) le froid n'est pas seul en cause : l'infection joue aussi un rôle certain. Thost, en inoculant à des souris le mucus du rhume de cerveau, a vu les bestioles mourir de pleuro-pneumonie. Ne considérons donc pas le coryza vulgaire comme un mal négligeable, à traiter par le mépris. Que de fois la trachéite, la pneumonie, les angines et les otites, l'influenza la plus grave, etc., sont dus à un coryza abandonné sans traitement et dont la virulence s'est exaltée ! Réciproquement, une antisepsie rigoureuse par les irrigations, les poudres, les pommades, confère une véritable immunité pour les maladies sérieuses des voies aériennes. Ne savons-nous pas, depuis les travaux de Straus, que le bacille de Koch lui-même fait, parfois, élection de domicile dans les fosses nasales ? L'antisepsie nasale est donc, jusqu'à un certain point, prophylactique de la tuberculose.

Certains sujets présentent une exaltation incroyable de la sensibilité de la muqueuse nasale : ils éprouvent des démangeaisons et chatouillements continuels de ce côté-là, avec larmoiement facile, douleurs orbitaires, étourdissements. Les migraineux et les neuro-arthritiques sont, d'ailleurs, sujets aux récidives du coryza, principalement au printemps et à l'automne, à l'occasion d'une luminosité intense, des variations atmosphériques les plus diverses. Ce sont, ordinairement, des sujets insomniaques, vertigineux, gastralgiques, qui offrent cette terrible hyperesthésie nasale, désagréable et dépressive au plus haut point.

Le coryza aigu se propage souvent aux yeux (conjonctive) et aux voies lacrymales. Il cause un mal de tête violent, qui tient surtout à la congestion des sinus frontaux; il excite certaines éruptions eczémateuses de la lèvre, dont les poussées récidivantes survivent au rhume de cerveau. Enfin, il n'est point rare de voir le nez rouge, l'acné diffuse, succéder au coryza à répétition.

Comme conséquences plus tardives et souvent graves du coryza, signalons : le catarrhe de l'oreille moyenne, l'obstruction des trompes d'Eustache, les bourdonnements d'oreilles, la surdité. Je n'insisterai pas, en ce moment, sur les dangers de l'obstruction nasale elle-même, me réservant d'y revenir ultérieurement. Remarquons seulement que l'air inspiré, faisant irruption forcément dans les voies aériennes directes, sans passer par les sinuosités érectiles des cornets du nez, reste sec et froid et arrive pourvu de tous ses germes : il tombe comme une sorte de traumatisme infectieux sur les bronches.

Le gonflement des fosses nasales nous rend compte de la gravité, parfois extrême, du rhume de cerveau chez le nouveau-né. Le nourrisson devient, par lui, incapable d'accomplir les mouvements de succion indispensables à sa vie. On est obligé de l'alimenter à la cuiller ou de faire couler directement le lait du sein dans sa bouche. Les fumigations émollientes d'eau de sureau, les bottes d'ouate, les frictions nasolabiales au glycérolé d'amidon et le badigeonnage de la muqueuse nasale à l'huile d'amandes douces légèrement mentholée : tels sont les moyens curatifs à diriger contre le coryza des nourrissons.

Le coryza aigu, malgré son apparente bénignité, réclame aussi, chez l'adulte, des soins sérieux et hâtifs. A l'intérieur, je prescris, avant chaque repas, un cachet avec 0gr,20 de salicylate de quinine et 0gr,05 de poudre de belladone. Je conseille l'inhalation répétée d'un mélange d'acide phénique neigeux, ammoniaque, teinture d'iode et menthol, parties égales. Je pulvérise dans l'intérieur du nez un mélange de 100 grammes d'eau de laurier-cerise, 5 grammes d'acide borique et 0gr,50 de salol. Enfin je badigeonne, s'il le faut, l'intérieur des fosses nasales avec l'huile de paraffine cocaïnée et mentholée à 5 p. 100. Je n'ai pas eu l'occasion d'employer les badigeonnages avec l'extrait organique de capsules surrénales (chlorhydrate d'adrénaline au 1/6000e) dont les Américains vantent bruyamment les succès : les moyens qui précédent m'ayant fourni toujours les résultats désirés.

J'engage vivement les personnes sujettes au coryza récidivant à se méfier des odeurs des fleurs, poudres de riz parfumées, sachets, extraits pour le mouchoir et autres préparations à l'usage de la toilette journalière. Rien n'excite plus sûrement les filets nerveux, si abondants et délicats, de la membrane pituitaire, rien ne provoque les phénomènes spasmodiques et sternutatoires, comme les effluves odorants. La lumière et les poussières ont une importance bien moindre. Toutefois, je connais plusieurs personnes qui, lorsqu'elles voyagent en express, pendant la sécheresse de l'été, sont constamment prises de coryza, alors que les odeurs ne les impressionnent que fort peu.

La plupart des malades que j'ai ici en vue sont des neuro-arthritiques : les remèdes généraux préventifs qui leur réussiront le mieux appartiennent à la classe des iodés et des arsénicaux Je leur conseille volontiers les pilules suivantes, dont j'ai souvent éprouvé l'efficacité :

Extrait de valériane	0gr,20
Iodure d'arsenic	0gr,005
Aristol	0gr,02
M.	

pour une pilule (de 2 à 3 par jour, aux repas).

Avec les moyens locaux que j'ai signalés plus haut, il est toujours possible d'enrayer le mal, d'en atténuer le côté pénible, de protéger les bronches et l'oreille moyenne contre l'extension fâcheuse de l'inflammation ; enfin, d'éloigner l'échéance de désagréables récidives.

Le coryza chronique vient, le plus souvent, de poussées aiguës répétées et négligées. Les pays secs à poussières, l'abus de la cigarette et du tabac à priser, causes puissantes d'irritation locale, épaississent et hypertrophient la muqueuse des cornets. C'est principalement la diathèse arthritique qui prédispose la muqueuse nasale aux congestions, augmentant peu à peu son volume. Alors, le nez s'obstrue peu à peu et la respiration s'effectue par la bouche, ce qui dessèche la gorge et entraîne un état habituel de pharyngite et même de laryngite. L'odorat et le goût s'abolissent, l'ouïe devient dure ; le malade accuse une habituelle céphalée, avec lassitude générale. Les larmes s'écoulent sur la joue. Les éternuements alternent avec les quintes de toux réflexe et spasmodique, sans expectoration, reflet de la gêne thoracique habituelle et de l'état pénible des premières voies respiratoires. Tout cet ensemble de symptômes peu graves, mais très désagréables, entraîne un agacement continu, une grande difficulté de vivre en société, par conséquent un caractère aigri et impossible, avec intolérance et dégoût pour l'existence.

Les irrigations fréquentes d'eau tiède additionnée de sel marin ou de chlorate de soude (15 gr. par litre), le badigeonnage de la muqueuse, trois fois par jour, avec la mixture :

Glycérine neutre	30	grammes.
Chlorure de zinc	1	—
Résorcine	2	—
Cocaïne	1	—

M.

les prises de :

Lactose	15	grammes.
Alumnol	3	—
Dermatol	2	—
Orthoforme	1	—

M.

les pommades et huiles mentholées, la dilatation à l'éponge préparée ; et, dans les cas graves, les cautérisations galvaniques et les courants électrolytiques : tels sont les principaux moyens dirigés avec succès contre le coryza chronique.

Un petit conseil, en terminant, qui s'adresse à tous les enchifrenés, aigus ou chroniques : essuyez, ne mouchez pas, ou, du moins, mouchez-vous avec douceur. Autrement, vous ne faites qu'augmenter l'irritation congestive d'une muqueuse déjà sensible ou endolorie.

*
* *

L'obstruction nasale est une cause fréquente d'anémie et de palpitations, par suite de l'inanition d'air et de la diminution d'apport d'oxygène qui en résulte pour le sang. C'est aussi une raison d'asthme et d'emphysème, à cause des efforts d'inspiration réitérés, auxquels se livre le malade pour suppléer à l'insuffisance d'entrée de l'air dans les fosses nasales. Enfin, on trouve assez souvent dans l'obstruction nasale (parfois même dans un simple éperon de la cloison) l'origine de névroses réflexes, de paroxysmes spasmodiques, que l'on aurait été à cent lieues de rapporter au nez. Conclusion : Il faut, par tous les moyens, restaurer la perméabilité de cet organe, lorsqu'elle semble compromise.

Les *polypes du nez* sont fibreux ou muqueux. Les fibromes sont l'apanage de la jeunesse et du sexe masculin. Il importe de les reconnaître dès leur début, par l'examen attentif de l'arrière-cavité des fosses nasales : l'œil, armé du rhinoscope, voit alors une tumeur mamelonnée rouge, faisant saillie au-dessus du pharynx; le doigt, courbé en crochet derrière le voile du palais, apprécie la consistance de la tumeur, ordinairement implantée sur le périoste de l'apophyse basilaire. Une opération est indispensable pour guérir les fibromes naso-pharyngiens : elle doit être faite par larges incisions, si l'on veut éviter l'envahissement, assez rapide, de l'orbite et des sinus par la tumeur. Cependant, si le sujet se rapproche de l'âge adulte, on peut se contenter d'intervenir par le simple arrachement combiné avec la cautérisation : car le temps (ce grand médecin) se charge volontiers d'effectuer l'atrophie, la *régression* de la tumeur, ainsi qu'il arrive pour les fibromes de la matrice, à l'âge critique, chez la femme.

Les polypes *muqueux* s'observent de trente à cinquante ans et sont rares dans l'enfance. Ils sont parfois héréditaires. Les malades éprouvent une sensation d'obstacle intra-nasal : ils entendent, s'ils respirent par le nez, un bruit de drapeau flottant, se mouchent avec effort, pour dissiper leur enchifrènement habituel, et ne peuvent respirer, le plus souvent, que la bouche ouverte. Leur voix est nasonnée et leur parole oppressée. L'inspection directe dévisage une petite masse grisâtre, aisément délimitée avec le stylet. Quant au traitement, tous les spécialistes s'accordent, aujourd'hui, à rejeter l'emploi aveugle et brutal des pinces : on arrache les polytes par le moyen de l'anse métallique, froide ou galvano-caustique. Le pronostic de ces petites tumeurs est, d'ailleurs, bénin : il est fort rare que les polypes muqueux envahissent la face ou qu'ils se transforment en tumeurs malignes.

Ils n'en constituent pas moins une affection rebelle et délicate à traiter. Ne confondons pas avec les polypes les hypertrophies de cornets ou les déviations de la cloison, qui entraînent à peu près les mêmes symptômes et réclament cependant un traitement tout différent. Il est, d'ailleurs, facile, maintenant que nous avons la cocaïne, de faire toutes les explorations utiles et d'opérer, comme on dit, à tête reposée, sans aucune douleur. La chirurgie de prestidigitation a fait son temps. Contre les récidives des polypes, je conseille les insufflations avec la poudre suivante :

Cubèbe pulvérisé.	15 grammes.
Magnésie pulvérisée	10 —
Dermatol	8 —
Aristol	4 —
Menthol.	0,50 —
Cocaïne.	0,30 —

M. — Porphyrisez.

En l'employant régulièrement, on pourra éviter le raclage, le curettage et les cautérisations, qui sont loin d'empêcher, du reste, les récidives et la repullulation des polypes.

*
* *

L'*ozène* (du grec *ozaîna*, puanteur) est une maladie de l'adolescence, fréquente chez la femme, parfois héréditaire, et caractérisée par une haleine nasale dégoûtante et nauséeuse, qui rappelle l'odeur du merlan avancé ou de la punaise écrasée (aliàs *punaisie*). L'odeur est plus accentuée le matin, ainsi qu'aux époques menstruelles. La muqueuse nasale, atrophiée, sécrète un muco-pus infect ou se tapisse de croûtes sèches, jaune verdâtres, riches en produits microbiens. Peu à peu, le punais perd conscience de sa mauvaise odeur, les progrès de la maladie détruisant graduellement son odorat, par l'atrophie progressive de la muqueuse pituitaire[1].

La conformation spéciale du nez joue un certain rôle dans l'ozène (nez camards, narines béantes, nez en trompette) et explique l'adhérence des mucus producteurs de l'odeur écœurante et caractéristique. Mais l'état général (lymphatisme nerveux) est surtout la grande cause efficiente du mal. L'ozène mal soigné engendre de graves affections de l'oreille, que l'on a vu se transmettre, parfois, au cerveau. Les troubles digestifs des punais s'expliquent par la déglutition incessante de sécrétions putrides, qui engendrent le catarrhe gastrique. Enfin, les troubles nerveux et surtout l'hypocondrie ne se comprennent que trop, par le

1. Voir Dr E. MONIN, *Les odeurs du corps humain*, p. 102-130.

dégoût motivé qui fait cortège à cette triste maladie et par le vide incessant que les malades réalisent autour de leur personne.

Le traitement doit être persévérant et énergique, à cause de la résistance, parfois désespérante, du mal. Matin et soir, on fera passer dans les fosses nasales, à l'aide du siphon de Weber, deux litres d'infusion tiède d'eucalyptus, additionnée de 20 grammes de sel blanc fin et de 1 gramme d'acide phénique pur. Trois fois par jour, on introduira dans les narines gros comme un poids de cette pommade :

Vaseline boriquée	45	grammes.
Précipité rouge. . , ...	4	—
M.		

Si ce traitement *d'un mois* se montre rebelle, on aura recours au massage vibratoire (avec le baume de tolu mentholé) et à l'électrolyse cuprique.

Le traitement général est celui de la scrofule : bains de mer, cures thermales sulfureuses, huile de foie de morue iodoformée pendant l'hiver, et, pendant l'été, les pilules suivantes, à la dose d'une ou deux avant chaque repas :

Extrait de feuilles de noyer 0gr,25
Iodure d'arsenic. 0gr,005
M.

pour une pilule.

La perte de l'odorat ou *anosmie* est une infirmité gênante, qui atténue les sensations du goût, supprime les joies de la table et compromet les notions si utiles du flair, dévolues au nez, cet organe d'avant-poste et d'avant-garde.

S'il y a des lésions nasales qui entraînent l'étroitesse ou l'obstruction du nez, on pourra atténuer ou guérir l'anosmie par les divers traitements appropriés à chacun des cas.

Mais l'anosmie est aussi le symptôme assez fréquent d'une maladie générale : elle réside alors dans les terminaisons du nerf olfactif, percepteur des odeurs, et non dans l'appareil de réception. Le diabète, la syphilis, l'hystérie, la neurasthénie, l'ataxie, la paralysie générale, etc., consomment ainsi la perte de l'odorat, notamment chez les sujets qui ont eu des coryzas multipliés ou qui ont abusé du tabac à priser, des douches nasales et des poudres antiseptiques trop concentrées.

Il faut donner aux anosmiques 1 gramme d'iodure de potassium, chaque matin, dans du lait, et 0gr,25 de valérianate de quinine, en un cachet pris avant chaque repas. Les douches de gaz carbonique (un siphon d'eau de seltz renversé suffit pour se les procurer) possèdent, à leur actif, certaines améliorations. Mais, le plus souvent, on est obligé de recourir au massage vibratoire et aux électrisations faradiques, méthodes qui sont loin, d'ailleurs, de réussir constamment à ressusciter l'odorat.

Parmi les poudres à priser, je recommande la suivante, qui m'a donné quelques succès :

Acide borique	15 grammes.
Salicylate sodique	10 —

2

Benzoate de bismuth	5 grammes.
Arséniate de strychnine. . .	0,20

M. — Porphyrisez.
(Une petite prise matin et soir.)

Il va sans dire qu'on traitera chirurgicalement les déviations de la cloison, les hypertrophies des cornets, les obstructions de cause variable, les polypes, etc. On conseillera les irrigations salées chaudes à 10 p, 1000. A propos de ces irrigations nasales, il est bon de remarquer qu'elles sont, parfois, suspectes de procurer l'anosmie, lorsqu'elles sont trop concentrées ou préparées à base d'alun, de chlorure de zinc, etc.

CHAPITRE II

LE SAIGNEMENT DE NEZ

Le suintement hémorragique ou l'écoulement plus ou moins abondant de sang par la muqueuse nasale se nomme *épistaxis*. L'épistaxis s'accompagne, ordinairement, de symptômes congestifs ou, tout au moins, de lourdeur du côté de la tête. Si l'hémorragie se répète abondante, la pâleur des téguments, les palpitations, la petitesse du pouls, les bourdonnements d'oreilles, les tendances syncopales, etc., viennent témoigner de l'anémie aiguë qui en résulte.

Toutes les fois que l'épistaxis se prolonge ou se répète, surtout du même côté, il faut examiner avec soin les fosses nasales, pour découvrir le point de départ de l'hémorragie, qui se trouve ordinairement sous la forme de fissure ou d'érosion, à un endroit très accessible de la cloison des fosses nasales. L'examen direct permet aussi, chez les jeunes gens, de reconnaître et de traiter, d'une manière précoce, les polypes naso-pharyngiens.

Il faut se méfier des épistaxis périodiques et répétées chez les adolescents : ce sont souvent les avant-coureurs de la tuberculose. Le saignement de nez est aussi le symptôme du début de la fièvre typhoïde. Il établit une bienfaisante dérivation au cours de l'érysipèle facial, du rhumatisme articulaire aigu, etc.

L'écoulement sanguin par la narine gauche doit faire penser à quelque trouble du cœur, et par la narine droite, à un mauvais état du foie. Ces faits d'observation sont connus depuis Galien : un vésicatoire dans la région du foie arrête fréquemment, pour ces raisons, l'épistaxis d'origine hépatique, abondante et insidieuse surtout aux débuts de la *cirrhose des buveurs*.

L'épistaxis n'est pas rare, sous forme de

petits écoulements répétés chaque matin, chez les albuminuriques, notamment dans la forme artérioscléreuse de la néphrite dite *néphrite interstitielle*. J'ai pu dépister, assez fréquemment, de cette manière, l'albuminurie à ses débuts.

On observe aussi l'épistaxis *supplémentaire*, par déviation du flux menstruel ou hémorroïdaire ; l'épistaxis *congestive*, chez les jeunes gens pléthoriques ou livrés à des habitudes vicieuses. Par sa richesse en vaisseaux sanguins, le nez est particulièrement prédisposé aux hémorragies : on sait avec quelle facilité elles se produisent, sous l'influence d'un choc ou d'une intervention opératoire. La clef du traitement est alors dans la recherche de la lésion locale précise.

« L'épistaxis, a dit Watson, est parfois un remède, souvent un symptôme promonitoire, rarement une maladie. » Autant il est fautif d'arrêter un saignement de nez chez une personne congestive, autant il est indispensable de mettre fin à la perte de sang chez un anémique, un hémophile, pâle, disposé à la syncope et au refroidissement des extrémités.

Lorsque l'épistaxis est liée à un état général ou viscéral, il ne faut point se hâter d'arrêter la perte de sang, sous peine de provoquer, parfois, une hémorragie interne supplémentaire. J'ai personnellement observé le cas suivant : un homme de soixante-dix ans, athéromateux, est pris d'un saignement de nez, qu'on arrête par des pulvérisations de perchlorure dilué. Le lendemain une hémorragie pulmonaire se déclare : on la traite énergiquement par les ventouses répétées et l'ergotine à haute dose. Le surlendemain (conséquence de ces grosses erreurs thérapeutiques), le client (*soigné* ainsi en mon absence) succombait à une attaque d'apoplexie foudroyante. Non contrecarrée, la nature aurait été, dans ce cas, bien plus clémente.

A propos du perchlorure de fer, disons ici qu'il ne faut jamais l'employer pur : c'est un caustique dangereux, capable de produire la gangrène de la muqueuse et la nécrose de la cloison des fosses nasales.

Une épistaxis survenant chez un enfant, au début d'un état fébrile, indique l'invasion ordinaire de la rougeole ou de la variole. Une semblable épistaxis est négligeable au point de vue du traitement. Au milieu des fièvres graves, notamment de la scarlatine et de la diphtérie, l'hémorragie nasale comporte un pronostic habituellement grave. L'altération du sang est la grande cause de ces épistaxis survenues au cours des maladies infectieuses. Néanmoins, il n'en faut pas négliger le traitement, sous peine de les voir se répéter. Alors, le sang, de plus en plus altéré, ne tarde pas à présenter une véritable *diathèse hémorragique*, qui favorise les récidives. N'exagérons donc pas le respect de l'épistaxis, surtout chez les jeunes organismes. Les épistaxis utiles ou *vicariantes* n'existent guère que chez les adultes et les vieillards, chez les arthritiques faisant excès de nourriture azotée, chez les goutteux hémorroïdaires...

En modifiant le régime des congestifs, en remplaçant la viande par le lait et les œufs; en introduisant abondamment les légumes verts et les fruits dans l'alimentation ; en supprimant le vin et les liqueurs, pour les remplacer par de l'eau alcaline, on obtient dans ces cas les plus heureux résultats. On empêche ainsi le retour des épistaxis et l'on guérit du même coup les hémorroïdes, en faisant prendre, avant chaque repas, l'un des cachets :

Soufre lavé 0gr,60
Extrait sec d'hamamelis. 0gr,40
M. S. A.

Chez les enfants de goutteux, soumis à des troubles vasculaires d'hypertension, le séjour à la campagne et la diminution des études s'imposent, comme traitement général, avec une des pilules suivantes à chaque repas (trois fois par jour) :

Quinine. 0gr,10
Fer réduit. 0gr,05
Iodoforme. 0gr,01
M. (pour une pilule).

On a préconisé des milliers de traitements pour l'arrêt des hémorragies nasales. Le repos, la compression ou le pincement des narines avec les doigts, les compresses glacées sur le front et sur la nuque, les constrictions des bras et des jambes, la station debout (tête relevée), les bras élevés droit ou passés derrière la tête constituent une série de moyens qui ne sont pas sans valeur, du moins dans les cas simples. Les ligatures des quatre membres au-dessus des coudes et des genoux constituent aussi une bonne méthode dans les cas graves.

L'insufflation d'antipyrine dans les fosses nasales, les petits tampons de coton hydrophile imbibés d'eau oxygénée ou d'une solution d'ergotine, représentent des traitements plus énergiques. En cas d'échec de ces divers moyens, on tamponnera les fosses nasales par une série de bandes de gaze iodoformée doucement tassées, que l'on retire après deux ou trois jours. Le tamponnement postérieur, comme on le pratiquait naguère, avec la sonde de Belloc, est, aujourd'hui, abandonné à juste titre : il est brutal et douloureux et expose à divers accidents.

Quand l'épistaxis est survenue dans un endroit surchauffé, il suffit, fréquemment, de conduire le malade au frais et de desserrer ses vêtements, pour voir le sang s'arrêter de lui-même. Un bain de pieds chaud et sinapisé est, dans ces cas, très rationnel, pour obvier aux récidives.

Lorsqu'on reconnaît la présence d'une érosion, on la cautérise au nitrate d'argent, qui coagule et cicatrise. L'acide chromique est encore meilleur, comme caustique : on peut, du reste, rendre la petite opération absolument indolore, par un attouchement préalable avec la solution de cocaïne à 25 p. 100, qui a l'avantage déjà, par elle-même, de tarir l'hémorragie, par la constriction exercée sur les vaisseaux (action vaso-motrice de la cocaïne).

On a préconisé, dernièrement, contre les épistaxis rebelles, les propriétés coagulantes et hémostatiques de la gélatine. Le malade est couché sur le dos, tête basse : on verse dans la fosse nasale par où sort le sang une bonne cuillerée à café d'une solution de *grénétine* (gélatine pure), 2 grammes pour 200 grammes d'eau bouillie. C'est là une méthode qui réussit, assez souvent, très bien et qui, en tout cas, a l'immense avantage de n'exposer à aucun péril.

Il n'en est pas de même de l'aspiration nasale de certaines solutions astringentes (alun, perchlorure, tannin) qui crée de sérieux dangers inflammatoires pour l'oreille, sans aucun avantage sérieux.

Lorsque l'hémorragie est liée à un état général, il est bon de faire prendre, à l'intérieur, une potion hémostatique ainsi composée :

Sirop de gentiane. . . .	ââ 100 grammes.
— de cannelle. . . .	
— de grande consoude	

Teinture de digitale . . . } ââ 10 grammes.
— d'hydrastis. . . }
— d'ergot de seigle. }

M.

Une cuillerée toutes les deux heures.

Enfin, dans les épistaxis graves, on peut essayer l'emploi du chlorhydrate d'*adrénaline* (extrait organique des capsules surrénales). C'est, actuellement, le remède le plus cher de la matière médicale (il coûte environ 200.000 fr. le kilo !). Mais, en pulvérisations *au dix-millième*, il jouit de la propriété hémostatique la plus énergique et rend instantanément exsangue la muqueuse la plus congestionnée. L'adrénaline agit aussi à l'intérieur, mais à des doses beaucoup plus fortes. Elle ne semble pas avoir de notable inconvénient.

Il va sans dire que, si l'on a saisi sur le fait la cause intime de l'épistaxis, on devra instituer sans retard le traitement étiologique. Les polypes fibreux ou muqueux, les angiômes (tumeurs érectiles), les diverses lésions de la scrofule et de la syphilis, réclament ainsi des traitements spéciaux. Mais, avant tout, il faut se hâter, le plus souvent, d'arrêter la perte de sang, lorsque, par son abondance et sa répétition, elle tend à menacer la vitalité : il s'agit d'une vraie hémorragie chirurgicale, qu'il faut traiter chirurgicalement. Ensuite, les injections de sérum et les divers traitements médicaux, remédieront à la débilité.

Kohn, de New-York, conseille, avec raison, de rassurer toujours le patient, surtout s'il s'agit d'un adulte ou d'un vieillard. Il faut lui affirmer qu'il n'y a absolument aucune espèce de danger : car, en déprimant le système nerveux vaso-moteur, la terreur morale favorise, assez souvent, les hémorragies. Il faut maintenir le malade assis; après avoir relâché tous les vêtements capables de gêner la circulation, on lui enjoint de respirer uniquement par la bouche largement ouverte, on lui défend de se moucher et même de cracher.

La gymnastique respiratoire est, ensuite, la

règle thérapeutique du spécialiste américain. Le patient devra respirer à la fois profondément et rapidement : il effectuera, ainsi, jusqu'à trente respirations par minute. L'effet physiologique de cette absorption copieuse d'oxygène est d'augmenter, en force et en fréquence, l'impulsion mécanique du cœur. C'est ainsi que la quantité de sang déversée dans la circulation pulmonaire augmente, au détriment de la pléthore circulatoire de la tête. La répartition plus complète du sang dans le tronc, jointe à l'action musculaire de l'effort respiratoire, ne tarde donc pas à décongestionner la muqueuse nasale. On évitera ainsi des spoliations sanguines redoutables.

Cette gymnastique spéciale est, à vrai dire, assez fatigante. On l'interrompt toutes les demi-heures environ pour laisser le malade respirer à sa guise pendant quelques minutes. Et l'on reprend la manœuvre, jusqu'à arrêt complet de tout saignement. Le sang coulant dans le pharynx doit être avalé.

Il faut enfin conseiller au malade de prononcer, à chaque expiration, la lettre *â* longue : le voile du palais vient, alors, en contact avec la paroi postérieure du pharynx et empêche le sang de couler dans l'œsophage durant le mouvement expiratoire.

Si j'ai insisté sur cette méthode *naturelle* de traitement, c'est qu'elle se montre simple et facile, autant qu'efficace, puisque Kohn l'applique, avec succès, à l'issue de toute opération sanglante sur les fosses nasales. Et l'on sait combien les hémorragies sont parfois abondantes après les arrachements des polypes, les résections de cornets ou d'épines osseuses, etc. La muqueuse nasale est, par sa constitution anatomique, éminemment disposée aux congestions, et ses vaisseaux sont, en quelque sorte, désignés pour une rupture facile ; en un mot, très *vulnérables*.

Dans les épistaxis incoercibles, Matthews propose le moyen suivant : A l'aide d'une sonde demi-flexible, un condom bien huilé est introduit dans la narine aussi loin qu'on le juge nécessaire. La sonde est alors en partie retirée et, par le bout libre, on souffle de manière à gonfler le condom, qui est lié ensuite en arrière du cathéter, et transformé ainsi en un ballon-tampon dont la pression s'exerce également sur toutes les parties de la cavité nasale. Quand on veut le retirer, il suffit de le dégonfler; il s'extrait alors facilement sans entraîner les caillots nouvellement formés et sans provoquer une nouvelle hémorragie, ce qui manque rarement de se produire quand on se sert de gaze ordinaire.

Il existe aussi un produit végétal hémostatique précieux, le *pengawar*, sorte de poil soyeux qui entoure certaines fougères de l'Inde. Il suffit d'en appliquer quelques touffes sur le point saignant, sans être obligé d'obturer la narine : ces poils divisent le sang et provoquent sa coagulation immédiate sur la muqueuse nasale.

CHAPITRE III

LES ANGINES

L'angine aiguë *catarrhale*, tonsillaire ou pharyngienne, est souvent d'origine grippale. Le lymphatisme du jeune âge prédispose à cette affection, fugace par excellence, qui se juge, en quelques jours, par un simple vomitif et quelques gargarismes astringents.

L'angine *rhumatismale* est une détermination moins superficielle et plus nettement liée à l'influence du froid humide. Dans cette forme d'angine, les amygdales sont très gonflées : le sujet éprouve une extrême difficulté pour avaler les aliments et surtout les liquides. Au moment de l'effort de déglutition, il ressent une douleur pharyngée atroce, qui s'irradie, d'ordinaire, dans toute la région cervicale et cause parfois un véritable torticolis.

On procure une détente rapide et bienfaisante, en faisant prendre, toutes les deux heures, simultanément, 50 centigrammes de salol et 20 de quinine, en un cachet. Localement, il faut badigeonner le pharynx avec un mélange composé de : *glycérine*, 15 grammes, *salipyrine*, 5 grammes et *cocaïne*, 0gr,50.

Dans l'angine *goutteuse* (variété plus douloureuse encore), je conseille : toutes les trois heures, un granule de *colchicine* au quart de milligramme ; badigeonnage de la région cervicale avec l'*éther méthylsalicylique*, que l'on recouvre d'une bonne couche de ouate et de taffetas gommé.

L'angine *herpétique* est, ordinairement, précédée d'un mouvement fébrile, de céphalée et de douleurs névralgiques dans la région du cou. Elle se manifeste par l'éruption de vésicules caractéristiques sur les amygdales, vésicules qui, après rupture, fournissent des exsudats blanchâtres, parfois analogues aux fausses membranes diphtéritiques. Il est probable qu'il existe, pour ces variétés d'angines à exsudats, une gamme de variétés assez analogue à celle qui va de l'embarras gastrique à la fièvre typhoïde. Souvent utile, l'examen bactériologique est loin de trancher toujours la question au point de vue diagnostique. Bien des praticiens en éprouvèrent de sérieuses déconvenues.

Le plus sûr, en pareil cas, est de donner, d'abord, un vomitif et un purgatif, afin de prévenir une infection microbienne toujours possible. On fera aussi des irrigations fréquentes de la gorge, avec l'eau de seltz additionnée, par litre, de 10 grammes de benzoate de soude, 5 grammes d'acide phénique et 2 grammes de menthol émulsionné par le quillaya en teinture.

Ce sont surtout les personnes chétives et nerveuses, les femmes aux époques menstruelles, qui, à l'occasion d'un brusque changement de température ou d'une émotion vive, éprouvent, dans leur gorge, *locus minoris resistentiæ*, une brusque décharge de toxines. Cet auto-empoisonnement trouve, dans l'état du sang, à l'époque menstruelle, les conditions de développement les plus favorables. L'angine herpétique *cataméniale* s'explique ainsi : on peut la prévenir, jusqu'à un certain point, par la prescription de l'apiol ou du viburnum, les bains de pieds sinapisés, les injections stimulantes, tous moyens provocateurs des époques.

Certains sujets, sous l'action du moindre coup de froid, font de l'angine herpétique, comme d'autres du coryza ou de la bronchite. Il faut endurcir ces prédisposés, par le moyen de l'hydrothérapie, des frictions, de la vie en plein air, etc... Avec l'âge, les récidives deviennent plus rares et plus bénignes, d'ailleurs. Est-ce par une atrophie ou une sclérose des amygdales? Ne s'agit-il pas, plutôt, d'une atténuation symptomatique, sorte de *vaccination* conquise par de fréquentes atteintes, ainsi qu'on le constate pour l'érysipèle récidivant, par exemple?

Si l'on observe, dans l'épaisseur des amygdales, des cryptes caséeuses, il importe de faire disparaître, au plus tôt, ces foyers d'infection, en pratiquant, à l'aide d'un crochet spécial, la *discision* tonsillaire, opération qui consiste à faire sauter les ponts de tissus amygdalien qui séparent les cryptes et d'empêcher ainsi, avec les rétentions sécrétoires, les fermentations microbiennes résultant de la stagnation incessante qui se fait en ces clapiers fétides. Le gargarisme suivant complétera la détersion et l'antisepsie de la bouche :

Décoction chaude d'eucalyptus.	500	grammes.
Hydrate de chloral.	5	—
Salicylate de soude.	3	—
Saccharine	2	—

L'amygdalite *infectieuse*, lorsqu'elle n'est pas diphtéritique, est, le plus souvent, *streptococcique*. Ses allures cliniques sont plutôt érythémateuses que phlegmoneuses. Aucune variété ne produit, à un tel degré, la sensation de brûlure pendant la déglutition. Il est très important de donner, dès le début, un vomitif et de la quinine, afin de lutter contre les symptômes fébriles et d'empêcher l'hyperthermie toujours redoutable. La fièvre une fois tombée, on pourra donner le chlorate de potasse, 4 grammes en potion. Localement, on prescrira les lavages phéniqués et les badigeonnages avec un collutoire composé de glycérine, salol, résorcine et menthol. Ce traitement ferme généralement la porte aux microbes pyogènes et neutralise aussi le pneumocoque et le colibacille, habituels commensaux de notre cavité buccale.

Lorsqu'il y a amygdalite *phlegmoneuse*, rien ne vaut, pour calmer la douleur et limiter la phlegmasie, le bon vieux cataplasme de farine de lin appliqué *très chaud*, et souvent répété, au-devant du cou. S'il existe des ganglions, on fera précéder le cataplasme de frictions légères à l'onguent mercuriel belladoné. Les boissons glacées nous rendent aussi de grands services, ainsi que les pédiluves sinapisés, en attendant l'incision : cette dernière doit être faite, de préférence, au galvano-cautère, après cocaïnisation préalable. Parfois, un vomitif énergique dispensera de l'incision, en facilitant l'ouverture spontanée de l'abcès amygdalien, par le massage guttural que réalisent les efforts du vomissement.

L'*esquinancie* (ainsi que l'appelaient les anciens) laisse souvent, après elle, un état saburral rebelle des voies digestives. Il faut le combattre, en donnant tous les matins deux cuillerées à café de phosphate de soude dans un verre d'eau de Vichy, et, avant chaque repas, une pilule avec 10 centigrammes d'*hélénine* et 3 de *quassine* amorphe.

Il faut aussi surveiller attentivement les urines, au point de vue de l'albumine, dans tous les cas d'angine infectieuse et phlegmoneuse. J'ai vu fréquemment cette complication dans ma pratique et je ne crains pas d'affirmer qu'elle est due, parfois, à la prescription intempestive de l'antipyrine et du salol, actuellement à la mode. Les purgations et les alcalins sont bien préférables et ne produisent jamais d'irritation rénale comme ces produits de la houille.

La durée de l'angine phlegmoneuse est habituellement de huit à neuf jours et son pronostic généralement bénin. Mais c'est un mal très douloureux, surtout par les élancements qu'il occasionne dans la gorge et les oreilles et les difficultés de la déglutition. En prenant de deux à trois cuillerées à soupe par jour de levure fraîche de bière, on peut atténuer singulièrement les sensations douloureuses et parfois enrayer la formation du pus. Cette méthode abortive fait rétrocéder l'inflammation, éloigne les complications œdémateuses des ligaments laryngiens (complications qui, bien que rares, sont toujours possibles) et empêche le passage du phlegmon d'une amygdale à l'autre. La durée d'une esquinancie traitée par la levure serait, d'après Ferry, de trois jours en moyenne.

Certains auteurs admettent que l'amygdalite précède fréquemment le rhumatisme articulaire aigu, envisagé comme une affection bactérienne. Les microbes de l'angine pénétreraient dans l'organisme, pour y éveiller les manifestations arthritiques aiguës. C'est ainsi que Loeffler et Singer auraient retrouvé, dans le sang, dans l'urine, dans l'endocarde des rhumatisants, les mêmes espèces de streptocoques que dans les amygdales. Ce qui est fâcheux, c'est que l'angine prémonitoire du rhumatisme évolue, le plus souvent, d'une façon silencieuse et passe, parfois, inaperçue. D'autre part, il s'écoule souvent plusieurs semaines entre l'angine et les localisations articulaires. Il ne faut donc pas espérer, ordinairement, par la médication locale, éteindre le foyer bactérien. Il faut (tout en pratiquant l'antisepsie de la gorge aussi rigoureusement que possible) chasser les micro-organismes par les divers émonctoires et notamment par la peau et par l'intestin et réaliser parallèlement la désinfection du milieu sanguin, au moyen de l'hyposulfite de soude, véritable réservoir d'hydrogène sulfuré, dégageant le gaz antiseptique sans aucun péril d'intoxication, puisqu'il s'élimine, finalement, en majeure partie, par les voies aériennes.

Contre l'angine couenneuse ou *diphtéritique* bien caractérisée, l'action des injections de sérum Roux-Behring n'est guère contestable, surtout pendant les trois premiers jours et lorqu'on a recours à des doses suffisantes (10 à 20 centimètres cubes). Localement, le meilleur traitement consistera dans les lavages à l'eau de chaux, par la bouche et par le nez, et les badigeonnages au jus de citron, en ayant bien soin de ne pas excorier la muqueuse.

*
* *

Passons au traitement des angines à l'état chronique. L'*hypertrophie des amygdales* se caractérise par la respiration buccale, l'obtusion de l'ouïe, la voie nasonnée et surtout la prédisposition aux amygdalites à répétition. Le massage avec le doigt imprégné de bicarbonate de soude, les badigeonnages iodo-iodurés, l'emploi de l'iodoforme et de l'acide arsénieux à l'intérieur, empêchent, jusqu'à un certain point, la diminution de la ration d'air respirable, réduisent le volume encombrant des tonsilles et éloignent les complications auditives. Ces traitements suffisent souvent, lorsqu'on peut les appuyer du séjour à la campagne, surtout à la mer ou dans une station sulfureuse. En cas de paresthésies réflexes, on se trouvera bien des badigeonnages au menthol et à la cocaïne et des granules d'*aconitine* au dixième de milligramme pris à l'intérieur. Lorsque l'hypertrophie est rebelle à ces médications, on l'attaquera par le galvano-cautère, ou mieux par le *morcellement* amygdalien.

Rien n'est plus pénible, pour les personnes nerveuses, que l'hypertrophie amygdalienne, avec ses sensations constantes de corps étranger, le ténesme pharyngien et la toux réflexe qui en résultent, parfois même les accès de suffocation et d'angoisse qui viennent inquiéter les malades et les privent d'appétit et de sommeil. Les troubles nerveux réflexes des amygdaliens sont aussi très variés : la gastralgie, les nausées, les vomissements, les obtusions oculaires et auditives, les névralgies rebelles de la face sont les phénomènes d'observation la plus fréquente. Par ses importantes connexions nerveuses, l'amygdale est aisément le point de départ d'accidents réflexes encore plus généraux, tels que les accès d'asthme, avec toux quinteuse et spasmodique, les crises épileptiformes, avec menace d'asphyxie. On sait que ces dernières ne sont pas rares dans les cas de végétations adénoïdes pharyngiennes, de corps étrangers de l'oreille et des fosses nasales, etc.

C'est surtout l'hypertrophie de l'amygdale *linguale*, ou glande de Luschka, qui engendre cette toux quinteuse, sèche et fatigante, attribuée par Astier à l'excitation du nerf laryngé supérieur. Les malades accusent alors un besoin incessant d'avaler à vide, ténesme dû à l'excitation des filets glosso-pharyngiens commandant à la déglutition.

Contrairement à ce qui a lieu dans l'hypertrophie de l'amygdale palatine où les phénomènes inflammatoires (amygdalite, abcès, phlegmon) tiennent le premier rang, dans l'hypertrophie de l'amygdale linguale, les troubles nerveux dominent le tableau clinique et très souvent le constituent à eux tout seuls. Cette hypertrophie de l'amygdale linguale, rare chez l'enfant, n'apparaît qu'à la puberté, et surtout chez les sujets du sexe féminin. Elle se traduit par la sensation d'un morceau de chair, d'une boule dans la gorge, provoquant des mouvements de déglutition ou d'expectoration. Les troubles nerveux hystériformes, agitation, plaintes continuelles, énervement, excitation, sont très accentués.

L'angine *granuleuse* ou glanduleuse, fréquente chez les herpétiques et les arthritiques, est caractérisée, comme chacun sait, par un semis pharyngien de petites élevures d'un gris rosé, qui procurent une habituelle sensation de chatouillement prononcé et parfois d'ardeur dans le fond de la gorge. Le malade, gêné par la sensation désagréable de sécheresse pharyngée et de picotements, racle et *hemme* (suivant l'expression consacrée), principalement le matin, à son réveil, pour expulser quelques mucosités perlées ou visqueuses qui l'embarrassent. Il faut remarquer que la répétition incessante de ces efforts de raclage congestionne de plus en plus la gorge, au lieu d'améliorer les symptômes. Aussi, n'est-il pas rare de voir la laryngite venir compliquer l'angine granuleuse. Par répercussion ou propagation glottique, la voix s'enroue, surtout vers le soir. Il faut généralement incriminer, comme causes provocatrices des granulations chez les diathésiques, l'abus de la respiration buccale chez les orateurs, chanteurs, prédicateurs, etc., l'usage des condiments, des acides, des liqueurs, du tabac; l'aspiration habituelle des poussières et vapeurs irritantes. Toutes ces causes entraînent des poussées successives du côté du pharynx, dont les glandules congestionnées s'hypertrophient peu à peu.

Les personnes atteintes de granulations doivent se soumettre au régime des arthritiques et aux eaux minérales alcalines. Les poussées inflammatoires seront combattues par les gargarismes à base d'infusion chaude de coca, bromure de sodium et salicylate de soude; les badigeonnages iodo-iodurés, les pulvérisations avec parties égales d'alcool de menthe et de teinture de gaïac (une cuillerée à café pour le récipient plein d'eau tiède d'un pulvérisateur à vapeur) ; enfin, les pommades nasales à base de vaseline boriquée, dermatol et menthol. Il va sans dire que les habitués de l'angine catarrhale diffuse éviteront la constipation, qui est leur cruelle ennemie.

J'ai observé, depuis une dizaine d'années, que l'angine granuleuse constituait une habituelle prédisposition aux affections grippales. Le bacille de Pfeiffer trouve-t-il, dans les mucosités glandulaires, son étuve à incubation favorable ? Quoi qu'il en soit, la grippe affecte une sérieuse prédilection pour les sujets porteurs de granulations. Elle débute souvent alors par des traînées rougeâtres sur la partie antérieure du voile du palais, sorte d'angine subaiguë, bientôt suivie de la dépression nerveuse caractéristique de la grippe. Disons en passant qu'il ne faut pas combattre l'infection et la fièvre grippale par l'antipyrine et par la quinine à haute dose, qui constipent le rein et empêchent la large ouverture de l'émonctoire cutané, contrecarrant ainsi les efforts que fait la nature pour l'élimination et la combustion des toxines. Nous reviendrons du reste, sur ce point, quand nous parlerons de la grippe.

Chez certains sujets arthritiques, on voit

aussi survenir l'angine catarrhale à répétition, comme une véritable fièvre de foin, localisée sur les muqueuses pharyngées, sans qu'il y ait, pour cela, grand retentissement du côté des voies aériennes supérieures. J'ai réussi à enrayer cette prédisposition malencontreuse par les badigeonnages suivants: teinture de capsicum, huile de cade et teinture de cubèbe, parties égales, diluées dans de la glycérine. Mais il faut surtout soigner l'état général, dont ces angines récidivantes sont l'expression habituelle. On consultera avec fruit, pour ce traitement, mon livre sur *Les Arthritiques.*

Enfin, en cas d'antécédents syphilitiques (qui forment avec l'herpétisme et l'arthritisme des hybridités morbides souvent redoutables pour la gorge), il ne faudra pas hésiter à donner le proto-iodure ou le bi-iodure d'hydragyre, suivant les cas. Les mouvements de déglutition forcée, à vide, fréquents et douloureux, accompagnent fréquemment l'angine syphilitique, presque toujours compliquée de tuméfaction inflammatoire de la luette et de l'épiglotte. L'emploi de la cocaïne supprime ou atténue largement ces phénomènes spasmodiques.

CHAPITRE IV

LES VÉGÉTATIONS ADÉNOIDES

Les voies aériennes supérieures constituent, dans le jeune âge, la principale porte d'entrée des affections graves. Il faut donc toujours les examiner avec le plus grand soin. On découvre, alors, fréquemment, la présence, dans la gorge ou dans l'arrière-nez, de végétations spéciales, dites *adénoïdes*, dont il y a tout avantage à débarrasser promptement les enfants.

Malgré son extrême fréquence dans la pratique, cette lésion de l'enfance n'est connue que depuis trente-cinq ans environ, grâce à la magistrale description qu'en fit Meyer, de Copenhague. Aujourd'hui, tous les médecins sont familiarisés avec cette affection, qui compromet la santé de tant de jeunes sujets de six à quinze ans, les rendant arriérés au moral comme au physique et menaçant singulièrement, chez eux, le sens auditif.

On reconnaît un enfant affligé de végétations adénoïdes par sa bouche, toujours entr'ouverte et sa mâchoire inférieure pendante (ce qui le fait baver assez fréquemment et lui donne un aspect niais, hébété, idiot). Le sommeil est troublé par la gêne de la respiration nasale et par la sécheresse de la gorge ; l'enfant dort la bouche ouverte et ronfle en dormant : sa tête est souvent mouillée par une abondante transpiration.

On remarque aussi que sa poitrine reste étroite et se développe mal ; que l'enfant s'oppresse avec facilité, ne pouvant ni jouer, ni courir, sans s'essouffler promptement ; il s'enrhume aussi avec une grande facilité ; son oreille dure, parfois coulante, entend mal les questions. La prononciation des mots devient également mauvaise, l'enfant parlant comme s'il avait de la bouillie plein la bouche. En dépit des efforts qu'il fait pour se moucher, ses fosses nasales demeurent habituellement pleines et comme obstruées.

L'examen local et surtout le toucher décèlent les végétations qui encombrent le pharynx et compriment habituellement les orifices des trompes (d'où phénomènes du côté de l'organe de l'ouïe). Ces végétations sont des excroissances roses, mûriformes, que le doigt sent pâteuses et molles, assez comparables à la sensation que procure une masse de vers de terre enroulée : le doigt revient, d'ailleurs, de son examen, légèrement rougi. Il ne faut pas attendre pour opérer les adénoïdes, sous peine de voir s'aggraver tous les symptômes et éclater les complications. L'enfant est agité ; son sommeil, de plus en plus troublé, se débat dans une demi-asphyxie ; à maintes reprises, il se dresse sur son séant, pour chercher à mieux respirer ; il souffre d'une toux quinteuse nocturne ; sa voix devient lasse, voilée, peu étendue et comme mourante ; son audition est de plus en plus dure.

Mais ce sont surtout les désordres cérébraux qui donnent à l'affection adénoïdienne ses caractères propres et éveillent l'attention des parents ou des instituteurs. L'enfant éprouve les plus grandes difficultés à fixer son attention, à acquérir et assimiler les notions que l'on cherche à lui inculquer. La mémoire lui fait défaut. On constate une véritable *inhibition* de l'effort physiologique, quel qu'il soit : c'est le résultat de la mauvaise respiration, qui congestionne les centres nerveux, irrite l'humeur placide de l'enfant et favorise sa paresse intellectuelle.

On a vu des cas d'épilepsie ou de névroses graves, occasionnés et entretenus par des tumeurs adénoïdes. L'asthme juvénile, avec ses accès nocturnes de suffocation, reconnaît, neuf fois sur dix, l'irritation de la muqueuse naso-pharyngienne par ces productions enflammées, qui obstruent les voies respiratoires, rétrécissent le champ de l'hématose et ébranlent le système nerveux cérébro-spinal.

Chez le nourrisson, l'imperméabilité absolue du nez (qui, déjà naturellement, est un très étroit canal) peut avoir deux conséquences extrêmement sérieuses : l'asphyxie et l'inanition par insuffisance alimentaire. Obligé de respirer par la bouche, l'enfant ne saurait téter, malgré la faim qui le tracasse. Il se met à tousser, vomit le peu de lait qu'il ingère et ne tarde pas à s'étioler et à mourir littéralement de faim, si un diagnostic opportun, suivi d'intervention appropriée, ne vient le délivrer, promptement, de l'obstruction mécanique de ses fosses nasales.

Quelles sont les causes des végétations adénoïdes ? La prédisposition héréditaire semble ici manifeste : les parents ont souffert d'une manière analogue et nous le rappellent ; on voit souvent aussi plusieurs adénoïdiens parmi les enfants d'une même famille. Les enfants des villes sont, assurément, plus prédisposés que ceux des campagnes, à cause de leur lymphatisme souvent très marqué et de la plus grande fragilité de leurs muqueuses. Les enfants chétifs, pâles, anémiés, souffreteux, strumeux, descendants de rhumatisants ou de syphilitiques et sujets à s'enrhumer dès leur naissance, souffrent souvent, de très bonne heure, de végétations adénoïdes : j'en ai fait opérer, ainsi, qui n'étaient qu'aux premiers mois de la vie. Les climats humides et la diathèse lymphatique nous expliquent très bien la prédisposition à ces productions morbides de l'enfance.

*
* *

Les végétations adénoïdes sont, en somme, constituées par les follicules clos du pharynx nasal, ce qu'on nomme vulgairement la *troisième* amygdale, amygdale nasale ou glande de Luschka. C'est l'augmentation de volume, l'*hypertrophie* de cette glande, qui constitue la végétation adénoïde. Elle a lieu, parfois, si promptement, comme prolifération, qu'on la voit remplir hermétiquement l'arrière-cavité des fosses nasales, réduisant de plus d'un tiers la capacité respiratoire du sujet. On remarque, d'ailleurs, chez les adénoïdiens, certaines anomalies anatomiques de cette région : l'arcade dentaire supérieure est mal développée, la voûte palatine est étroite, profonde, ogivale. Ce sont là des conditions d'évolution assurément favorables aux tumeurs.

Abandonnées à elles-mêmes, les végétations adénoïdes finissent par disparaître. Elles subissent la régression graisseuse, à force de poussées inflammatoires, ou simplement par suite de l'atrophie, que l'âge imprime, peu à peu, à tous les tissus lymphoïdes. Mais il ne faut pas se fier à cette évolution anatomique, pour différer indéfiniment l'opération : car le mal a le temps d'entraîner des troubles fonctionnels et des lésions organiques persistantes, procurant graduellement des tares indélébiles : développement incomplet, semi-rachitisme, prédisposition tuberculeuse, perte de l'audition, anomalies de la parole. Aussi, devons-nous, dès que le diagnostic est fait, proposer l'acte opératoire. En fait de contre-indications, je ne vois guère que l'*hémophilie*, c'est-à-dire la disposition aux hémorragies graves. S'il existe un état, aigu ou subaigu, des voies respiratoires, on attendra sa guérison : ce n'est alors qu'une question d'ajournement.

Sorte de pivot de la pathologie infantile, la tumeur adénoïde, dit-on volontiers, s'atrophie à l'âge de l'adolescence. Et pourtant, c'est à cet âge que l'on est encore, le plus souvent, forcé d'opérer, à cause de la gravité des troubles nerveux et des complications de voisinage : maux de tête, apathie générale, débilité de la mémoire et de l'intellect, altérations du goût et de l'odorat, dureté d'oreilles, coryzas rebelles, enrouements habituels, saignements de nez, gêne respiratoire et circulatoire. Les cauchemars, l'incontinence nocturne d'urine (parfois l'épilepsie et la manie) ne sont point rares, non plus, chez certains adolescents à hérédité nerveuse un peu chargée. Quelques auteurs ont aussi signalé, comme complication, la scoliose, déviation latérale de la colonne vertébrale, due à la mauvaise nutrition.

On peut dire que 50 p. 100 des enfants arriérés sont porteurs de végétations adénoïdes. Nous savons, sans contestation possible, le retard marqué que cette affection exerce sur le développement de la sphère mentale : Guye (d'Amsterdam) a donné à cette remarquable influence le nom d'*aprosexie nasale*. Pour lui, c'est une sorte de lassitude du cerveau, due à un écoulement insuffisant du liquide cérébro-spinal par les lymphatiques de la muqueuse du nez. Il est certain aussi que la respiration *nasale* est une cause de stimulation circulatoire, pour la lymphe cérébrale : lorsque cette respiration se fait mal, la nutrition du cerveau s'engourdit, cela se conçoit.

Pour toutes ces raisons, le médecin de la famille doit savoir, de bonne heure, dévisager les adénoïdes et les traiter comme une importante déviation de croissance, une malformation dégénérative, présentant, sur la santé ultérieure, la plus fâcheuse influence. Outre les complications que nous avons déjà signalées, il faut aussi citer les localisations d'ordre *infectieux*, survenant dans la gorge à la suite de la grippe, de la rougeole, de la scarlatine ; les enfants adénoïdiens sont très sujets à toutes ces infections, de même qu'ils sont prédisposés à la diphtérie, aux angines phlegmoneuses et pultacées, aux laryngites striduleuses et coqueluchoïdales. Si l'infection de la gorge se propage du côté des oreilles, on peut aussi redouter, à bon droit, des phénomènes septiques méningés et cérébraux : du côté des yeux, les inflammations des paupières, des voies lacrymales, de la conjonctive et de la cornée sont loin d'être rares. Enfin, les ganglions sont susceptibles de s'infecter par la voie lymphatique et l'on sait que la tuberculose éclate, parfois de cette manière.

Tout cela est d'autant plus compréhensible que les tumeurs adénoïdes affaiblissent la constitution et créent une insuffisance respiratoire qui fait le lit à la phtisie pulmonaire, maladie de misère !

On constate souvent aussi de l'amaigrissement notable et des troubles digestifs marqués, par suite de la constante déglutition de sécrétions altérées, qui finissent par entraver le fonctionnement normal de l'estomac. L'appétit disparu, la débilité augmente encore et la résistance organique, réduite à néant, établit, peu à peu, la connivence bacillaire. D'un autre côté, l'adénoïdien est, de par ses végétations mêmes, la proie désignée des microbes peuplant les anfractuosités bucco-nasales : sa réceptivité infectieuse est ainsi poussée à son *summum*.

Il est juste de dire, toutefois, que le tableau n'est pas toujours aussi noir. On voit certains cas où, les végétations étant *peu volumineuses*, la croissance reste intacte. On n'observe alors que de légères anomalies du côté de l'appareil respiratoire; peu de maux de tête; point de diminution de l'acuité auditive par otite catarrhale. Dans ces cas heureux (surtout s'il s'agit d'enfants déjà grandets), on s'abstiendra de l'intervention chirurgicale immédiate, tout en prescrivant les badigeonnages à la résorcine iodo-iodurée et les prises d'aristol, dermatol et menthol. On se méfiera, toutefois, des irrigations nasales, qui peuvent favoriser l'infection de l'oreille moyenne. Quant au séjour à la mer, si excellent pour les enfants lymphatiques, il est souvent nuisible aux adénoïdiens, à cause des otites possibles et de l'exposition aux refroidissements.

L'opération, indiquée neuf fois sur dix, se fait aisément, au moyen de l'anesthésie au bromure d'éthyle et de curettes spéciales. L'enfant gardera la chambre pendant quelques jours après l'opération et s'abstiendra d'aliments solides. Il ne faut pas s'étonner de lui voir, peu après, vomir du sang avalé et des débris de tumeur. Après deux ou trois semaines, les ganglions ont disparu ; l'ouïe s'est améliorée, l'état général subit une véritable métamorphose et la croissance reprend sa marche ascensionnelle. On aide à cette résurrection, souvent prodigieuse, par une bonne gymnastique respiratoire et par un traitement général iodo-arsénico-phosphaté. Il est étonnant d'observer les effets, profonds et rapides, des mesures hygiéniques et des traitements prescrits à l'enfant *opéré*, alors que ces mêmes modificateurs, employés avant l'opération, ne fournissaient aucune espèce de bénéfice. Le teint reprend sa coloration vitale : la poitrine et la colonne vertébrale évoluent vers leur type physiologique, dont ils tendaient à dévier. Souvent, l'enfant accuse un mouvement de croissance presque triple : peu d'interventions aussi bénignes présentent d'aussi favorables résultats, et c'est pourquoi nous insistons tant sur l'utilité opératoire ! Il va sans dire que l'on continuera l'antisepsie de la gorge par l'huile mentholée, les insufflations d'aristol, les pulvérisations sulfureuses et phéniquées, afin d'empêcher toute repullulation des tissus lymphoïdes et surtout de couper court à tout procès inflammatoire du côté des oreilles.

CHAPITRE V

L'ENROUEMENT — LES LARYNGITES

L'enrouement, raucité de la voix, est un degré inférieur de l'extinction vocale ou *aphonie*. Il provient, soit d'un engorgement de la muqueuse du larynx, soit d'un relâchement des cordes vocales. La voix est voilée, son timbre s'altère, dès que la muqueuse laryngée se congestionne, se dessèche ou s'irrite. Un simple refroidissement, un air trop sec et trop chaud peuvent provoquer l'enrouement par catarrhe irritatif. Lorsque l'aphonie est chronique, elle est due, le plus souvent, à une laryngite ancienne, à des ulcérations, à des paralysies des muscles du larynx, à un rétrécissement de ce conduit.

L'enrouement passager est souvent le fait du surmenage vocal dans un endroit froid et humide : qui ne connaît la voix discordante et dysphonique des camelots et des marchandes des quatre-saisons ? Une étroite sympathie relie le larynx aux organes sexuels : la *mue* de la puberté, les altérations vocales menstruelles le prouvent abondamment. J'ai guéri plusieurs fois l'aphonie par le traitement systématique des troubles utérins. Certaines aphonies hystériques, totales, anciennes, opiniâtres, disparaissent soudain, comme par miracle, si l'on sait traiter la névrose générale.

Les polypes du larynx, surtout lorsqu'ils siègent sur les bords libres des cordes vocales près de leurs angles d'insertion, constituent une cause assez fréquente d'aphonie.

La laryngite catarrhale complique assez souvent le coryza et la bronchite et se confond avec leur traitement. Il est bon de cesser alors complètement de parler et de fumer, la parole et le tabac exaspérant le chatouillement douloureux et éternisant la raucité vocale.

Une forme fréquente de laryngite aiguë,

surtout chez les enfants et beaucoup plus effrayante que grave, c'est la laryngite spasmodique ou *striduleuse*, vulgairement désignée sous le nom de *faux croup*. Au milieu du silence de la nuit, on perçoit une toux stridente et rauque, déchirante et sonore, qu'accompagnent une voix enrouée et une respiration pénible. Il s'agit d'un léger catarrhe du larynx, auquel s'ajoute un certain élément nerveux propre à l'enfance. Le larynx, normalement étroit jusqu'à dix ans, se trouve encore rétréci par l'inflammation. Il est impossible de confondre la toux du faux croup avec celle du croup, dont les allures, loin d'être éclatantes, sont sourdes et éteintes. Un cataplasme très chaud au-devant du cou arrête admirablement les crises de laryngite striduleuse.

Contre la laryngite catarrhale, rien ne vaut les inhalations ou fumigations émollientes de guimauve et de pavot. On peut aussi, avec avantage, pulvériser, dans le fond de la gorge, la solution suivante :

Eau de laurier-cerise. . . .	100 grammes.
Bromure de sodium	10 —
Benzoate de soude.	5 —
Acétate de morphine. . . .	0,10 —
Chlorhydrate de cocaïne . .	0,20 —
Saccharine pure.	0,30 —

M.

et répéter ces pulvérisations cinq minutes, trois fois par jour, à l'aide du pulvérisateur à vapeur. Les boissons chaudes, les sudations générales, les potions expectorantes (sirop d'érysimum avec acétate d'ammoniaque) complètent le traitement curatif.

Dans les laryngites chroniques, le repos absolu de la voix s'impose nécessairement.

Les cures d'eaux sulfureuses et arsénicales, les traitements généraux appropriés à la diathèse, le changement de climat, les cautérisations et attouchements du larynx doivent être mis en œuvre. Comme pulvérisations, j'ai employé, avec succès, l'eau de Pagliari étendue d'eau de laitue ; la solution de sulfophénate de zinc (au dixième) dans une infusion chaude de menthe poivrée.

Contre l'enrouement et l'aphonie subits, j'ai souvent eu l'occasion d'éprouver les résultats excellents de la tisane dite *impériale*. On avale, en une fois, 100 grammes d'infusion bien chaude de fleurs de tilleul, sucrée avec 45 grammes de sirop d'érysimum et additionnée de dix gouttes d'ammoniaque (alcali volatil). L'érysimum, crucifère très répandue, doit son surnom d'*herbes aux chantres* à un chantre de Notre-Dame qui fit, au XVIIe siècle, connaître ses propriétés éclaircissantes de la voix. Quant au nom de tisane *impériale*, il vient de ce que la formule précédente (recommandée à tous ceux qui font des abus vocaux) guérit Napoléon, à son retour de l'île d'Elbe, d'un fâcheux enrouement, qui le privait de répondre aux députations innombrables que l'enthousiasme semait tout le long de sa route triomphale.

On évite l'enrouement et les laryngites en

se préservant du froid aux pieds, des fumées et des poussières ; en respirant habituellement par le nez ; en faisant des lavages et des nettoyages antiseptiques des premières voies respiratoires. Souvent, un sinapisme, placé au-devant du cou, arrête un enrouement à ses débuts. L'enrouement nerveux, fréquent chez les chanteuses, existe surtout dans les notes élevées : la voix détonne alors, s'assourdit et devient discordante, avec impossibilité de filer le son. Il faut traiter ces états nerveux par la suggestion, la gymnastique respiratoire, l'éducation de la volonté. On s'efforcera d'améliorer l'état général, de guérir l'estomac, l'intestin, l'appareil utéro-ovarien. A l'intérieur, on donnera 4 à 6 pilules, aux repas, suivant la formule suivante :

Extrait de valériane. . . } 0,10 gr. de chaque.
— de convallaria . . }
M. pour une pilule.

L'appareil phonétique sera modifié par les

lavages du nez, les inhalations et les pulvérisations de la gorge, les vaporisations iodo-phéniquées, les pommades nasales au menthol et à la cocaïne, l'usage interne du goudron Freyssinge.

Lorsqu'il y a paralysie des cordes vocales, les électrisations externes et internes donnent d'excellents résultats, pour la décongestion de l'appareil vocal. Mais il faut être patient dans l'attente des bons effets du traitement, généralement assez longs à se faire sentir, s'il ne s'agit pas de paralysie par peur subite ou par action du froid. Il va sans dire que, lorsque la paralysie est due à une compression locale (par un anévrisme de l'aorte, par exemple), elle est généralement au-dessus des ressources de l'art.

Contre la phtisie laryngée, nous ne disposons guère, non plus, que de moyens palliatifs pour calmer la douleur, la toux (*éteinte, éructante*, comme l'appelait justement Trousseau) et surtout la difficulté d'avaler et l'oppression intense. Les attouchements avec la glycérine morphinée et cocaïnée, les pansements à l'acide lactique et à l'iodoforme, etc., peuvent être appliqués, avec d'excellents résultats, par les spécialistes. Enfin, dans les cas d'imminente asphyxie, l'opération de la trachéotomie constitue une ressource ultime, capable de prolonger quelque temps une misérable vie.

CHAPITRE VI

L'HYGIÈNE VOCALE

La voix, et surtout le chant, « cette seconde voix » (Jean-Jacques), pour conserver leurs qualités primordiales de prononciation, d'accentuation et d'expression, ont besoin de la parfaite intégrité du larynx, dans une bonne santé générale. Pour le chant, la méthode d'enseignement présente, toutefois, la plus grande importance : quoi de plus absurde que de livrer au hasard les modulations réclamant une étroite discipline ? On exercera la voix dans le *médium* surtout ; on pratiquera des inspirations, profondes et rapides, à glotte béante, et des expirations soutenues et prolongées, afin de ménager avec économie l'air emmagasiné dans le thorax et de pouvoir ainsi soutenir longuement un son, le *filer*, avec le moins d'effort possible. Pour bien chanter, en effet, la condition principale est de savoir établir l'équilibre parfait entre la pression de l'air expiré et les muscles dilatateurs de la poitrine. De plus, pour éviter l'enrouement, il faut se garder de soutenir trop longtemps le mode aigu et apprendre à s'arrêter à temps, quand le larynx se fatigue : le mieux est de s'exercer dix minutes et de se reposer un quart d'heure dans les leçons. Ainsi, la voix, au lieu de *se casser*, se renforce et *s'assied. L'art de respirer est la moitié de celui de chanter* : une inspiration brusque et irrégulière, suivie d'une expiration saccadée, produira une vocalisation mal posée et sans ampleur. Cela est mathématique.

Le chanteur doit avoir le cou et la poitrine libres de toute entrave : son thorax doit savoir se dilater d'une façon calme et silencieuse, le larynx restant immobile. C'est la plus sûre manière d'éviter le chevrotement. Pour bien chanter, il faut donc bien respirer ; mais il faut aussi bien digérer et posséder une saine nutrition : en un mot, *se bien porter.* Les exercices en plein air, la gymnastique des bras et du thorax, l'aviron, l'escrime, etc., sont de nature à accroître l'amplitude respiratoire. Mais il faut fuir les exercices violents, dont le retentissement est toujours fâcheux sur la voix. Cela ne veut pas dire qu'il faille avoir la terreur stupide du froid et des courants d'air : mais on fera bien d'éviter les logements froids et humides, les rues étroites et mal aérées ; on aura soin de bien se couvrir, en sortant, à la tombée de la nuit, à l'heure où les *chats* descendent volontiers sur les gouttières et dans la gorge. Des frictions au-devant du cou avec le liniment suivant, tonifient fort heureusement l'organe vocal et endurcissent la région laryngée.

Alcoolé Fioravanti	parties égales.
— Rosen	
— d'eucalyptus . . .	

M.

Il ne faut jamais se mettre à chanter moins de deux à trois heures après avoir mangé, le travail digestif gênant singulièrement l'émission vocale. L'alimentation du chanteur sera réparatrice, mais douce et légère. On lui évitera tous les aliments fermentescibles, qui, en embarrassant ou ballonnant l'estomac, peuvent gêner le délicat fonctionnement du diaphragme et refouler les poumons. Les aliments secs, salés, épicés, les sauces relevées, les farineux avec cosses, les fruits à amandes (noix, noisettes, amandes), les conserves et les viandes salées, dessèchent et irritent le gosier en consommant trop de salive. Il en est de même des condiments et des fruits acides, des vins forts, des alcools, des grogs, du champagne et même du café et du thé : ce sont de *faux amis,* qui ne fournissent qu'une énergie factice et transitoire, bientôt suivie de fatigue et de dépression vocales...

Le tabac est, incontestablement, nuisible à la voix, surtout chez les *soprani*. Il en est de même des parfums, essences et des émanations des fleurs naturelles. On a maintes fois observé que chanteurs et chanteuses perdent une grande partie de leurs ressources laryngées, lorsqu'ils viennent à chanter dans un salon trop fleuri : je pourrais même citer ici de curieux exemples, si je ne redoutais de passer pour un érudit.

Les températures excessives, le froid humide, les transitions thermiques brusques, les courants d'air, les boissons glacées, les périodes menstruelles, brisent la précision de l'instrument vocal. Pour conserver ce fragile trésor, il faut veiller sans trêve sur lui comme un avare : fuir tout excès, toute fatigue, veilles, jeu, danse, plaisirs et peines, émotions et passions dépressives. L'histoire anecdotique du théâtre nous prouve que les artistes qui ont gardé le plus longtemps leur intégrité laryngienne furent des modèles de vertu, de sobriété, de vie paisiblement bourgeoise et d'*égoïsme* réfléchi. Toute irrégularité se paie, d'abord, par un retentissement ordinaire sur le cœur et sur la pression circulatoire : le trouble rythmique des cordes vocales, le chant rauque et haletant, l'enchifrènement des registres et finalement la disparition de la « couleur du son » sont les conséquences fatales du manquement à l'hygiène. Et l'hygiène, surtout pour le chanteur, est une vertu : plus qu'une vertu, un talisman véritable.

Pour prévenir l'enrouement dans le chant, je conseille les pastilles Valda et l'infusion de feuilles de coca, sucrée avec le sirop de tolu. En cas de sensation nerveuse, d'étranglement laryngé ou de *trou* dans la voix, je donne, dans un peu d'eau sucrée tiède, dix gouttes du mélange :

Teinture de castoréum . .	parties égales.
Liqueur d'Hoffmann . . .	
Ammoniaque liquide . . .	
Essence de néroli.	

M.

Les précédents préceptes ne s'adressent pas

seulement aux chanteurs, mais à toutes les personnes qui ont besoin de ménager leur voix, qui est leur instrument de travail : professeurs, curés, tribuns, artistes dramatiques, etc., peuvent profiter des mêmes conseils.

D'après Castex, les laryngites atteignent surtout le *timbre* de la voix ; l'abus de la parole et l'éducation vocale mal entraînée compromettent sa *solidité;* les efforts exagérés en diminuent l'*étendue*. Si l'*agilité* de la voix est touchée et surtout si le médium est pris, la tuberculose est suspecte. Les troubles de *netteté* (*chats*, *graillons*, etc.) coïncident généralement avec le catarrhe pharyngien ; les troubles de *résonnance* sont d'origine nasale. Enfin, quand l'*intensité* vocale faiblit, il faut s'appliquer surtout à soigner l'état général : anémie, chlorose, hystérie, nervosisme [1].

1. Le *trac* des chanteurs est une sorte de phobie, d'anxiété soudaine, qui paralyse tous les moyens. La meilleure méthode curative de cette angoisse spéciale est la suggestion mentale bien pratiquée.

Un praticien éclairé peut rendre les plus grands services à tous les candidats à la carrière du chant, qui (comme toutes les carrières artistiques), aurait peut-être besoin de découragement, plus que d'encouragement. Un simple conseil *de revision* (laryngé et général) pourrait éviter aux professeurs, aux élèves et aussi aux parents bien des déceptions et des déboires et débarrasserait la société de tous ces déclassés des deux sexes, qui traînent, jusqu'à l'hôpital ou à la morgue, leur existence risible et lamentable de *m'as-tu-vu!*...

CHAPITRE VII

LES AFFECTIONS DES BRONCHES : BRONCHITE AIGUE ET CHRONIQUE

Les bronches se congestionnent, se gonflent et s'enflamment sous les influences les plus diverses. Depuis le rhume vulgaire (*tombé du cerveau sur la poitrine*), qui n'est qu'une trachéo-bronchite légère, ordinairement précédée de coryza ou de laryngite (enrouement), jusqu'à la bronchite capillaire (*catarrhe suffocant*) et à la broncho-pneumonie, il y a une foule de variétés et de degrés morbides d'affections des bronches. Certaines individualités présentent, d'ailleurs, une singulière susceptibilité de ces organes : le moindre coup de froid, les poussières ou vapeurs irritantes, certaines influences cosmiques mal déterminées, se rapportant à la constitution grippale (in-

6

fluenza), peuvent déterminer la bronchite chez ces vulnérables. Des microbes d'espèces très différentes provoquent des exsudations encombrantes et toxiques, que la toux est chargée d'expulser au dehors, par l'expectoration. Ne nous acharnons donc pas à combattre, à supprimer la toux, acte physiologique bienfaisant et comme providentiel, effort de la nature médicatrice pour éliminer des mucosités toxiniennes ou asphyxiantes !

La *bronchite aiguë* ordinaire dure environ une semaine, avec un état fébrile assez prononcé pendant les deux ou trois premiers jours, un certain degré d'embarras gastrique, une sensation caractéristique d'oppression, de resserrement douloureux à la base du sternum. Les souffrances s'exaspèrent par les quintes, et les douillets s'écrient *qu'on leur arrache la poitrine*... L'auscultation fait entendre des râles secs et sonores, dus au rétrécissement de la lumière bronchique, la muqueuse étant gonflée : lorsque les mucosités viennent bientôt obstruer les ramifications des canaux respiratoires, on perçoit des râles sifflants ou *sibilances*, quelquefois même à distance.

Mais la toux bronchique est toujours sèche au début. Le patient fait de grands efforts *pour ne rien cracher*. Ce n'est qu'après trente-six ou quarante-huit heures que l'expectoration *se détache* et que le rhume est *mûr* ou *cuit* : cette période de *coction* met fin aux désagréables malaises de la période de *crudité*.

Tant que la bronchite reste limitée aux grosses bronches, il n'y a pas de *dyspnée*, à proprement parler, c'est-à-dire pas d'oppression vive : celle-ci est le symptôme capital de la bronchite capillaire, catarrhe suffocant ou asphyxique, toujours fort grave à cause de l'obstruction complète des canalicules bronchiques les plus ténus. On entend alors, à l'auscultation, des râles sous-crépitants humides, à bulles fines, dus aux vibrations de l'air dans la muqueuse des petites bronches, enflammée, gonflée, inégale et sécrétante.

On peut faire avorter le rhume par des boissons spiritueuses et sudorifiques très chaudes : un demi-litre de tisane de violettes avec quelques feuilles de jaborandi, additionnée de cent grammes de punch au kirsch, telle est, selon moi, la meilleure formule, à la condition de rester, ensuite, plusieurs heures au lit pour transpirer.

Lorsque la bronchite est intense, il faut prescrire, toutes les deux heures, un cachet avec 0gr,10 de quinine et 0gr,15 de poudre de Dover et badigeonner la région dorsale, toutes les douze heures, avec la teinture d'iode, recouverte d'ouate ordinaire. La douleur *rétro-sternale*, due au tiraillement de la trachée pendant la toux, est admirablement calmée par des inhalations chaudes : dans une capsule montée sur une petite lampe à alcool et remplie d'eau et de feuilles d'eucalyptus, on projette de la teinture de tolu par gouttes et l'on aspire, en ouvrant largement la bouche, cette fumigation modificatrice.

Lorsqu'on a des raisons de redouter la pneumonie ou l'infection bronchique, on maintient, plusieurs jours, le tousseur au lit, à la diète liquide : bouillon, lait de poule, lait chaud alcoolisé, tisane de polygala sucrée et additionnée, par tasse, d'un gramme de chlorure d'ammonium, excellente formule expectorante. Pour calmer les picotements de la gorge, précurseurs et provocateurs des quintes de toux, il faut conseiller les gargarismes ou les pulvérisations avec l'infusion de feuilles de coca, additionnée de teinture de benjoin (cuiller à dessert par tasse) et d'acide phénique cristallisé neigeux (1 gramme).

Lorsque l'expectoration est établie, on la favorise, tout en la modérant, en donnant un cachet de soufre lavé, d'un gramme, avant chaque repas, et toutes les deux heures, une cuillerée à soupe de vin créosoté du Dr G. Fournier ou d'huile de foie de morue de la même excellente marque.

Je conseille à mes lecteurs de se méfier des

vésicatoires, du thapsia et autres emplâtres, ainsi que des badigeons à l'huile de croton : ces pratiques ont provoqué maints accidents, sans que leurs dangers semblent compensés par des avantages curatifs bien éclatants.

Chez les vieillards, la bronchite demande à être traitée énergiquement, surtout lorsqu'un état constitutionnel (diabète, artériosclérose, débilité sénile) peut faire redouter des complications infectieuses. Toutes les heures, un granule d'hélénine, d'iodoforme et de sulfure de calcium, à un centigramme chacun, voilà pour les trois premiers jours. Les jours suivants, je donne, toutes les deux heures, trente gouttes du mélange suivant, dans un peu de malaga chaud :

Teinture de noix vomique .	10 grammes de chaque.
— thébaïque	
— d'aconit.	
— de jusquiame . .	
Térébène	
Essence de cannelle	

M.

Voici encore une de mes formules favorites pour stimuler l'expectoration :

Sirop d'erysimum	300	grammes.
Oxymel scillitique	35	—
Pipérine	5	—
Benzoate d'ammoniaque . .	8	—

M.

(Une cuillerée à soupe toutes les trois heures.)

Le sirop et la pâte pectorales de Pierre Lamouroux méritent aussi leur ancienne et grande renommée.

La bonne vieille pratique des tisanes doit être encouragée, au cours des bronchites, pour assurer les éliminations nécessaires. Les tisanes pectorales sont, comme l'a exprimé le grave Axenfeld, « autant de caresses pour la trachée et les bronches ». Recommandons surtout le tilleul, la mauve, l'hysope, le serpolet, la violette, le lierre terrestre, le lichen, l'eucalyptus, le bourgeon de sapin. Les pastilles Valda sont aussi très utiles pour continuer à se soigner hors du domicile : l'ipéca, le kermès, le soufre, le tolu sont aussi très usitées et préférables aux sucreries vulgaires du commerce. On vend enfin des cigares au goudron, à l'eucalyptol et au menthol, qui contribuent, dans une certaine mesure, à l'antisepsie des voies respiratoires, du moins de leur entrée.

La bronchite diffuse ou *capillaire* doit être vite et énergiquement combattue par les moyens suivants : cataplasmes sinapisés sur la poitrine, suppositoire au cacodylate de quinine, vomitif par l'ipéca stibié. Le second jour, on aura recours aux bains très chauds répétés deux fois par jour pendant dix minutes ; on entre dans le bain à 37° C. et on le réchauffe jusqu'à 40°. On songera ensuite aux grogs, à la spartéine, à la théobromine et à la strophantine pour soutenir l'action du cœur. On évitera l'opium, en insistant sur les *désobstruants :* jaborandi en tisane, ergotine, strychnine, drastiques, injections de sérum, ventouses, inhalations d'oxygène, lavements d'acide carbonique. On exigera le séjour au lit dans un air pur à 15°, et dans une position demi-assise. Le danger étant passé, on continuera à fluidifier les mucosités bronchiques et à favoriser la désobstruction de l'appareil respiratoire, en donnant, toutes les deux heures, une vingtaine de gouttes de la mixture suivante :

Teinture de bryone . . .	12 grammes de chaque.
— d'ipéca.	
— de grindélia . .	
— de datura. . . .	
Chloroforme	8 grammes.
Bromoforme	5 —
M. S. A.	

(Agiter avant usage.)

*
* *

La bronchite chronique (bronchorrhée, catarrhe pulmonaire, flux bronchique) succède à la bronchite aiguë ou à des rhumes à répétition. Elle s'installe dans l'organisme à la faveur d'une disposition constitutionnelle : herpétisme, goutte, artério-sclérose, mal de Bright, affection du cœur, ou simplement de la *vieillesse*, qui est une sorte de maladie physiologique. On remarque aussi la ténacité de la bronchite chez la femme enceinte : elle ne guérit guère, alors, qu'après l'accouchement.

L'auscultation fait entendre des râles humides à grosses et petites bulles, des râles sibilants et ronflants. La toux, principalement matinale, est suivie d'expectoration visqueuse opaque et adhérente, de couleur gris jaunâtre. La respiration est fréquente et difficile : les accès de suffocation ne sont pas rares. La bronchite chronique se complique, d'ailleurs, volontiers, d'emphysème et de faiblesse du cœur, notamment chez les obèses et chez les goutteux.

Avant d'instituer un traitement rationnel et efficace, il est indispensable de se rendre un compte exact des causes générales, diathésiques (à la faveur desquelles la bronchite s'éternise) afin de s'efforcer de les neutraliser.

Chez les vieux tousseurs, la poitrine se

déforme et devient globuleuse : les ongles et les lèvres bleuissent, par suite de l'oxygénation incomplète du sang. En effet, l'encombrement bronchique gêne, au plus haut point, l'hématose alvéolaire et consomme une sorte d'asphyxie lente et progressive que tout observateur a pu remarquer[1].

Conseillons, d'abord, à ces malades de résister au besoin de tousser inutilement. Tout effort de toux doit être *utile*, c'est-à-dire ramener après lui un crachat. En entretenant, dans la chambre à coucher, des vapeurs humides et antiseptiques, on restreint singulièrement les envies de tousser et on empêche les congestions de la muqueuse aérienne, résultant de ces efforts répétés et funestes.

Chez les arthritiques, les ventouses sèches, les tisanes expectorantes additionnées de benzoate de soude ou d'ammoniaque, sont fort

1. On observe aussi, parfois, des expectorations pierreuses, véritables calculs bronchiques ou *broncholithes*, ordinairement constituées par des cicatrisations phosphato-crétacées de tubercules.

utiles, ainsi que les capsules Dartois, les sulfureux, les arsénicaux et les iodures. Voici une formule par laquelle j'éloigne ordinairement les poussées subaiguës chez les catarrheux :

Eau de laurier-cerise	150	grammes.
Sirop de capillaire.	40	—
Hyposulfite de soude . . .	20	—
Iodure de sodium.	10	—
Liqueur de Pearson	5	—

M.

Une ou deux cuillerées à café de deux heures en deux heures.

Chez les scrofuleux, il faut préférer le sirop iodotannique, le phosphate d'ammoniaque, les hypophosphites, l'huile de foie de morue ; chez les albuminuriques, la diète lactée, le sirop de terpine, les pilules à base de tannin et de benzoate de lithine, l'iodure d'arsenic. Les bains sulfureux, les frictions térébenthinées et le séjour à la campagne conviennent à tous les tousseurs de profession et d'habitude.

Il faut, dans la mesure du possible (c'est-à-dire du *primo non nocere*), *aseptiser* la muqueuse bronchique et régulariser ses fonctions antiseptiques, par le moyen des balsamiques. L'eucalyptol et notamment les capsules Cognet sont les meilleurs, pour qui sait les manier habilement. Les sulfureux, en éliminant l'hydrogène sulfuré qu'ils tiennent en réserve, modifient aussi, puissamment, les muqueuses de l'arbre aérien. L'arséniate d'antimoine m'est précieux, en cas de *bronchoplégie*, c'est-à-dire de paralysie des muscles des bronches : ce sel stimule l'inertie du poumon, devenu impuissant à expulser ses sécrétions. Lorsqu'il y a du spasme laryngé qui provoque les quintes (ce qui n'est point rare, chez les neuro-arthritiques), je me trouve à merveille de donner des gargarismes à base de chlorate de soude et de bromure de sodium (30 gr. de chaque pour un litre d'infusion très chaude de coca) et de badigeonner le vestibule du larynx avec la cocaïne en solution glycérinée à 5 p. 100.

On retarde sûrement l'heure sénile du catarrhe cachectique, en conseillant, pendant l'été, les cures thermales sulfureuses et le séjour dans les forêts de hêtre et de pin ; l'hiver, les climats chauds et toniques. Souvent aussi, il sera bon d'instituer un régime alimentaire adéquat à l'atonie concomitante de l'estomac. Le malade évitera les poussées aiguës en gardant la chambre pendant la pluie, le dégel, la neige ; il fuira les pays mal abrités contre le vent et les poussières, ainsi que les altitudes supérieures à 1.000 mètres.

Lorsqu'on constatera de la dilatation du cœur droit, on pratiquera des injections sous-cutanées d'éther et de caféine. Aux préparations calmantes, qui procurent une sédation trompeuse, augmentent l'encombrement et facilitent la venue de l'asphyxie, il importe de préférer, surtout chez les vieillards, les suppositoires suivants. Ils ont le grand avantage de ménager l'estomac sensible :

Extrait d'hydrastis	$0^{gr},20$
Ergotine.	$0^{gr},10$
Poudre d'ignatia	$0^{gr},10$
Beurre de cacao	q. s.

pour un suppositoire (un ou deux dans les vingt-quatre heures).

Parfois, chez les jeunes gens, la bronchite est entretenue par un état pathologique du pharynx ou du nez, qu'il suffit de soigner pour voir l'infection inférieure disparaître. S'il y a albuminurie, on se gardera des balsamiques et l'on s'en tiendra au sulfite de soude ou au sulfure de calcium bien pur.

La *dilatation des bronches* constitue une variété de bronchite chronique, anatomiquement caractérisée par des renflements uniformes ou en chapelets, le long des tuyaux bronchiques. Dans ces cas, la toux procure des expectorations si abondantes qu'on dirait des vomissements : liquides et puriformes, les crachats répandent souvent une odeur alliacée fétide... En général, il n'y a ni douleur, ni oppression, ni amaigrissement notable. C'est une maladie qui afflige surtout ceux qui ont fait de grands efforts de voix et de souffle dans leur existence.

On soulage les malades et l'on désinfecte les crachats putrides : en badigeonnant les parois thoraciques avec le gaïacol et le terpinol dissous dans la glycérine; en faisant des injections hypodermiques d'eucalyptol; en donnant, à l'intérieur, l'hyposulfite de soude dans du vin de quinquina ou de kola; enfin, en appliquant fréquemment des pointes de feu sur la poitrine. C'est un état, d'ailleurs, incurable, que cet état dénommé par les anciens, *anévrisme bronchique :* le traitement s'attache uniquement à empêcher des complications mortelles, telles que la gangrène pulmonaire, la résorption purulente ou la suffocation asphyxique. Le massage du thorax, le coucher horizontal à plat, favorisent aussi parfois singulièrement l'évacuation des sécrétions dans les grosses bronches : certains médecins ont même conseillé, avec succès, de surélever le pied du lit de 20 à 30 centimètres, de sorte que l'axe du corps soit oblique de haut en bas et que l'écoulement du contenu bronchique soit ainsi absolument favorisé par la pesanteur. C'est la méthode de Quincke (de Kiel) : elle est excellente.

Je n'insisterai pas sur la nécessité d'éviter le brusque passage du chaud au froid et *vice versa*, les variations subites de température, l'exposition prolongée à l'humidité. Toutefois, je conseillerai l'*endurcissement* par l'eau froide et l'air froid, bien préférable aux précautions météoriques exagérées ou mal comprises : mais à la condition, toutefois, de pratiquer l'antisepsie journalière du nez et de la gorge et de favoriser assidûment les fonctions de la peau par les frictions sèches ou alcoolisées, les bains sulfureux artificiels et le port continuel de la flanelle sur tout le corps.

CHAPITRE VIII

LA BRONCHO-PNEUMONIE

La broncho-pneumonie, plus fréquente chez les enfants que chez les adultes, consiste en une infection des bronches qui se transmet au tissu pulmonaire, *la bronchite restant l'élément primordial et fondamental de la maladie.* La broncho-pneumonie, en effet, succède toujours à un rhume, à une bronchite; elle éclate avec prédilection chez les enfants ou les adultes prédisposés aux invasions microbiennes par un état de faiblesse antérieure. La rougeole, la diphtérie, la gripppe et la coqueluche, plus rarement l'entérite et l'érysipèle, déterminent fréquemment, dans l'enfance, cette infection inflammatoire des voies aériennes. Chez l'adulte, ce sont ordinairement les maladies du cœur, des reins et du cerveau qui se trouvent en cause. Quant aux microbes à incriminer, ce sont, presque toujours, des habitants de la bouche : ils appartiennent à des espèces distinctes, que nous hébergeons, d'ordinaire, sans danger, mais dont la virulence infectieuse s'exalte, à l'occasion d'une diminution quelconque de notre résistance organique.

Au cours d'une bronchite, on voit, soudain, l'oppression augmentér, la fièvre s'allumer, la toux devenir plus pénible et plus quinteuse, l'expectoration affecter des caractères anormaux d'épaisseur et de coloration, parfois sanguinolente, souvent jaunâtre. La température dépasse toujours 39° centigrades.

Le frisson et le point de côté manquent assez souvent. L'appétit est aboli ; la constipation est habituelle ; les urines sont foncées et parfois albumineuses. L'auscultation nous donne un mélange des signes de la bronchite aiguë et de la pneumonie, comme il sied à une hybridité morbide.

La broncho-pneumonie a une durée plus

longue que la pneumonie : deux à trois semaines en général. Mais, lorsqu'elle est diffuse et qu'elle occupe les deux poumons, elle tue souvent en six ou sept jours, surtout les enfants : l'asphyxie accomplit son œuvre néfaste ; le malade, cyanosé et hagard, perd la force de tousser et de cracher ; la respiration devient bruyante et stertoreuse ; l'anxiété et le délire alternent avec la somnolence et le coma. Chez les vieillards, la forme suffocante n'est point rare non plus : les statistiques s'accordent à montrer le pronostic particulièrement grave de la broncho-pneumonie aux âges extrêmes de la vie. Au-dessous de deux ans, la mortalité est la règle.

Quand le mal se prolonge, les chances de guérison se multiplient et la convalescence s'établit lentement. Mais l'hérédité tuberculeuse et surtout le passé pathologique personnel des malades rendent les chances de guérison beaucoup plus précaires, même chez les adultes. La constitution épidémique grippale accroît aussi singulièrement la virulence des agents infectieux broncho-pneumoniques : que de drames foudroyants l'influenza n'a-t-elle pas ainsi, depuis douze ans, semés dans les familles, par le moyen de l'insidieuse et sournoise broncho-pneumonie ?

L'enseignement pratique qu'il faut en tirer est surtout d'ordre *prophylactique*. Ne négligeons pas, chez l'enfant surtout, la plus petite lésion de l'arbre aérien ; le coryza, l'enrouement, le rhume, nécessitent un traitement local désinfectant : pommade nasale boriquée au menthol, lavages, irrigations et gargarismes phéniqués; usage interne des toniques (sirop d'hypophosphite de soude Churchill) ; emploi précoce des ventouses sèches, des sinapismes, des frictions thoraciques stimulantes. Chez les enfants enrhumés, je conseille toujours les bottes d'ouate et les compresses d'alcool camphré sur le thorax : lorsque la poitrine est embarrassée de râles et de mucosités, l'ipéca, à doses répétées, constitue le meilleur expectorant. On ajoute au traitement une bonne aération et les vaporisations d'essence de pin et d'eucalyptol dans la chambre à coucher.

Quand le mal est déclaré, chez l'enfant, on réussit parfois à le juguler par un bain tiède prolongé vingt minutes (à 35°), avec un sac d'une livre de farine de moutarde. Les injections sous-cutanées de sérum artificiel additionné d'un peu de quinine et de strychnine, m'ont aussi donné d'excellents résultats, même dans des formes généralisées qui ne paraissaient pas offrir de grandes chances de guérison.

Les boissons chaudes abondantes, le café et le thé légers et alcoolisés, les lavements de chloral, les préparations de digitale (lorsque le cœur fléchit), ont sauvé bien des malades. Quand la prostration est extrême, quand la température annonce un état désespéré, il ne faut pas hésiter à employer les bains froids de cinq minutes, donnés plusieurs fois par jour (20° à 25°). Les enveloppements au drap mouillé constituent, à mon avis, une de ces demi-mesures qu'il faut rejeter : sans aucun des avantages du bain froid, le drap mouillé est, d'ordinaire, mal supporté par les malades.

Dans les potions contre la toux, il faut se garder d'abuser des calmants, qui hâtent la paralysie des bronches et, en entravant l'expectoration, favorisent l'entrée en matière de la période asphyxique. Il faut, au contraire, insister sur les *expectorants* : polygala, acétate d'ammoniaque, éther, teintures de cannelle et de tolu, térébenthine, iodoforme, oxyde blanc d'antimoine, kermès, goudron, et surtout les remarquables capsules Cognet.

La contagion de la broncho-pneumonie n'est pas fréquente, mais *elle est dans l'ordre des choses possibles*, ce qui justifie un certain nombre de mesures préventives de salubrité. On évitera les contacts directs, surtout s'il s'agit d'enfants débiles, et les baisers de bouche à bouche. On fera cracher les malades dans un vase rempli d'une solution de chlorure de zinc. On désinfectera les linges par l'eau phéniquée, et les ustensiles servant aux malades seront immergés dans l'eau bouillante après chaque usage.

CHAPITRE IX

LA PNEUMONIE

La pneumonie franche (*vulgo :* fluxion de poitrine) s'observe bien plus rarement aujourd'hui qu'autrefois. Nous avons presque toujours affaire à des pneumonies bâtardes, broncho-pneumonies, congestions pulmonaires d'origine arthritique, grippale ou tuberculeuse. La vraie pneumonie n'est guère à la mode. Aussi, l'expectation, véritable traitement de cette maladie inflammatoire, n'est plus de mise, en présence des pneumonies actuelles. Il faut, au contraire, par des armes sérieuses, empêcher les complications sournoises de se manifester : engager et soutenir le bon combat thérapeutique.

C'est surtout la constitution épidémique qui, en nous ayant dotés, depuis une douzaine d'années, de l'influenza, a enlevé, du même coup, à l'antique pneumonie son caractère et sa figure classiques, — réalisant une sorte d'hybridité morbide, à forme capricieuse, fantaisiste et traînarde, où abondent les incidents les plus imprévus. C'est à peine si l'on rencontre encore la forme inflammatoire typique chez certains paysans robustes et sanguins, oiseaux rares que l'alcoolisme n'a pas encore entachés de sa tare.

Notre génération urbaine de nerveux, d'anémiques et de lymphatiques ne saurait guère engendrer que des fluxions de poitrine irrégulières ; il nous faut, bien souvent, envisager la pneumonie beaucoup moins comme une inflammation du poumon que comme une infection générale fébrile, où les lésions pulmonaires ne jouent plus qu'un rôle accessoire et effacé, à côté des périlleux désordres du cœur et du système nerveux.

Le refroidissement brusque de la peau par les changements de température constitue la grande cause occasionnelle de la pneumonie : « il a attrapé un *chaud et froid* », telle est l'expression vulgaire par laquelle se désigne la victime d'une fluxion de poitrine. Le lobe moyen du poumon droit est la partie la plus souvent atteinte par la pneumonie.

L'action du refroidissement sur la peau fait rétrocéder, en quelque sorte, la perspiration de cet émonctoire ; c'est ce qui exalte la malignité du pneumocoque, microbe encapsulé, découvert simultanément par Talamon et Franckel et considéré aujourd'hui comme l'organisme pathogène de la pneumonie. Hôte banal de la bouche la plus saine, habitant normal du vestibule respiratoire, le pneumocoque est inoffensif, quand le terrain organique ne lui est point propice : un état congestif du poumon, une dépression générale soudaine créent le milieu favorable à sa pullulation dans le tissu pulmonaire, surtout si un rhume ou une bronchite antérieurs ont affaibli les réactions défensives des voies aériennes. C'est pourquoi les médecins hygiénistes recommandent de ne jamais envisager comme justiciables du mépris ou de la négligence un coryza, une laryngite, un état grippal, si bénignes que ces indispositions puissent paraître. Le pneumocoque est, d'ailleurs, capable d'envahir d'autres organes que les poumons : on voit, assez souvent, des enfants succomber à des méningites pneumococciques.

On conçoit qu'avec cette origine microbienne reconnue, la pneumonie rentre, aujourd'hui, dans le cadre des maladies contagieuses. On en infère : l'éloignement des personnes inutiles, la suppression du mouchoir pour recueillir les expectorations, l'adoption du crachoir à eau. Faute de ces précautions, on a vu éclater des épidémies très meurtrières de fluxions de poitrine, principalement dans les prisons, les collèges, les asiles de vieillards.

Chelmonski a observé, très justement, combien la pneumonie affecte de prédilection pour les personnes sédentaires, qui se calfeutrent à l'abri de l'air extérieur et éludent les bains et les frictions. Mettez ces ennemis de l'hygiène en présence d'un refroidissement quelconque : ils sont incapables de réagir. Habitués à une chaleur artificielle, ils sont devenus inaptes à produire, par eux-mêmes, un calorique interne suffisant; leur système nerveux est épuisé dans son excitabilité vaso-motrice. De là, résulte cette paresse réactionnelle qui les livre pieds et poings liés à l'ennemi. On ne saurait exprimer, au contraire, la grande valeur préventive des exercices au grand air, des bains, des frictions, des massages, qui font fonctionner activement la peau, l'endurcissent au refroidissement et assurent les réactions indispensables de l'organisme en présence du froid et du réveil offensif des microbes spécifiques.

La pneumonie débute par un frisson intense, unique et prolongé, et un violent mal de tête, bientôt suivi d'oppression, de point de côté très pénible, de toux continue et déchirante, avec élévation de température. Tous ces symptômes de la pneumonie durent une semaine environ. La défervescence se manifeste entre le septième et le douzième jour, par une convalescence ordinairement brusque et rapide. Pendant tout le cours de la maladie, les crachats sont rouillés, couleur de brique pilée, visqueux et adhérents, caractéristiques. La palpation, la percussion et l'auscultation fournissent divers symptômes auxquels le praticien ne saurait se tromper : exagération des vibrations thoraciques, matité, souffle tubaire, précédé et suivi de râles crépitants. Je n'insisterai pas sur ces phénomènes, qui n'intéressent que l'homme de l'art.

La pneumonie présente une marche uniforme, rapide, cyclique avec convalescence courte. La phase congestive ou d'*engouement* dure deux jours; la phase d'exsudat fibrineux ou d'*hépatisation rouge* dure quatre jours et celle de fonte purulente (*grise*) ou de résolution, trois jours. Ces chiffres représentent, bien entendu, des moyennes.

L'aspect du malade alité par pneumonie est caractéristique. Anhélant, la parole brève et entrecoupée par une toux quinteuse et fatigante, le visage rouge et en moiteur, *vultueux*, surtout à la pommette du côté engorgé, les narines et les lèvres sèches et fuligineuses, les urines rares et foncées : tels sont les symptômes des premiers jours. A ce moment, déjà, l'économie s'efforce vers la guérison et témoigne, par les sueurs profuses, les saignements de nez, la diarrhée, l'herpès aux lèvres et les urines albumineuses, des efforts d'élimination fébrile. Puis bientôt, la température retombe à son chiffre normal, les crachats deviennent plus opaques, moins colorés et plus graisseux, l'auscultation signale les râles crépitants de retour, heureux augure : l'espoir et la gaîté renaissent.

Lorsqu'au bout de dix jours, une pneumonie n'est pas *jugée*, c'est que le poumon suppure. L'hépatisation grise accomplit son œuvre, trop souvent fatale. Une langue sèche et rôtie, des crachats jus de pruneaux mélangés de pus, le redoublement de la fièvre, du délire, le ballonnement du ventre, le pouls irrégulier et filiforme constituent un ensemble de signes par lesquels s'annonce la mort inévitable.

Dans un cinquième environ des cas, la pneumonie a une terminaison funeste. Ceux qui succombent sont généralement des alcooliques, des diabétiques ou des brightiques, des constitutions usées se défendant on ne peut plus mal. Un certain nombre de méthodes modernes, habilement mises en œuvre (enveloppements humides, frictions vives et répétées, inhalations d'oxygène, injections sous-cutanées d'ergotine, d'éther, de spartéine, etc.), peuvent sauver quelques-uns de ces condamnés à mort.

La pneumonie se complique parfois de pleurésie, dont le diagnostic alors n'est pas toujours facile. Cette dernière guérit assez habituellement sans qu'il soit besoin de ponction.

Chez les alcooliques, la pneumonie se complique volontiers de *delirium tremens*. Il faut, dans ce cas, alterner la strychnine et la morphine en injections, et le chloroforme en inhalations. Chez les diabétiques, on devra administrer le bicarbonate et le salicylate de soude en lavements, la phénacétine et la quinine par la bouche. Chez les obèses, il faudra parer aux complications cardiaques par la saignée, les ventouses scarifiées, la théobromine, le régime lacté absolu. Chez les femmes enceintes, on redoutera les dangers de la toux, que l'on s'efforcera de combattre par la poudre de Dover. En cas d'asphyxie menaçante, il ne faudra pas hésiter à pratiquer l'accouchement prématuré artificiel.

Chez le vieillard, la pneumonie est aussi sournoise que grave. La toux est modérée, la fluxion du poumon est froide et silencieuse, dépourvue de point de côté et d'expectoration congestive ; rien ne signale une réaction générale suspecte. Le pouls est peu fréquent, l'auscultation et la percussion sans caractères précis. Avec ces allures bâtardes et douteuses, la pneumonie, après soixante ans, est souvent meurtrière : la terminaison par guérison est rare, les deux sommets étant souvent atteints, ainsi qu'en témoignent les autopsies.

Il est, d'ailleurs, prouvé par les statistiques que la gravité pronostique de la pneumonie augmente avec l'âge. Elle guérit aussi promptement chez le bébé qu'elle est vite mortelle au septuagénaire. Cela nous fait voir toute l'importance de l'intégrité du cœur et des artères et aussi de la valeur phagocytaire du sang, pour résister à l'inflammation aiguë du poumon.

Les vieillards sujets à la bronchite ou au catarrhe, ceux qu'atteint sérieusement la grippe, succombent fréquemment à la pneumonie, fin naturelle de huit dixièmes au moins des gens âgés. La maladie reste, d'ailleurs, latente : le coma évolue avant que la diagnose ait eu le loisir d'intervenir. C'est l'adynamie nerveuse, c'est le collapsus cardiaque qui préparent l'enterrement du malade.

Soutenir la vitalité nerveuse, favoriser les transactions nutritives, obvier à la déchéance respiratoire : telles sont les trois grandes indications thérapeutiques de la pneumonie des vieillards. On les remplira par une potion stimulante et expectorante à base d'éther et d'acétate d'ammoniaque ; trois verres à madère par jour de vin de quinquina au malaga, additionné, par verre, d'une dizaine de gouttes de teinture de semences de strophantus; alimentation légère, composée de lait, œufs, jus de viande et potages.

En cas d'insuccès, on aura recours aux lavements de musc, émulsionné à l'aide d'un jaune d'œuf; on donnera, toutes les heures, un granule d'un demi-milligramme d'arséniate de strychnine ; on administrera la théobromine en cachets (1 à 2 grammes par jour) ou bien la caféine en injections hypodermiques.

Chez l'enfant, la pneumonie se signale volontiers par d'abondants vomissements. Elle évolue en peu de jours. Après d'effrayants symptômes, brutalement accumulés, on voit l'horizon de la santé se rasséréner bientôt et le calme renaître. Mais il ne faut jamais tergiverser pour le traitement : cataplasmes sinapisés ou ventouses sèches, ipéca suivi de calomel ou de sulfate de soude, diète lactée chaude, tels sont les moyens classiques à employer, qui sont généralement suffisants.

Lorsque l'oppression est forte, la température élevée, le délire et l'agitation intenses, on pourra faire prendre à l'enfant une potion ainsi composée :

Looch blanc.	125	grammes.
Teinture de cannelle. . . .	25	—
Antipyrine	2	—
M.		

Une cuiller à café toutes les deux heures.

En cas d'échec de cette potion, on administrera, toutes les trois heures, un bain court à 20°, pour faire tomber la fièvre. Sous l'action de ces bains, le soulagement des symptômes est manifeste, l'insomnie disparaît avec la température et la vitalité de résistance apparaît très augmentée.

Si le cœur est faible, toutefois, on fera bien d'éviter ces bains et de les remplacer par les lotions ou les enveloppements d'eau vinaigrée, les frictions sous les aisselles avec la pommade à la quinine, les injections sous-cutanées de citrate de caféine.

Soumis à une surveillance médicale sérieuse, l'enfant pneumonique guérira, presque toujours, promptement. Mais il faut savoir éluder les médications trop actives dans le jeune âge, lorsque les moyens simples peuvent suffire à de bons résultats. La bouche des enfants devra être fréquemment et méticuleusement lavée avec l'eau boriquée et thymolée ; l'air de la chambre sera noyé de vaporisations de lavande et de pin, afin d'obvier, autant que la théorie l'enseigne, à la formation de pneumococcies secondaires.

Une parenthèse, ici, pour terminer cet article. La pneumonie peut-elle exister sans pneumocoque? Oui : nous connaissons une pneumonie spéciale, celle qui est due au *streptocoque*, c'est-à-dire au microbe de l'érysipèle. Cette variété de pneumonie est particulièrement envahissante, à l'instar de l'érysipèle lui-même, dont les tendances migratrices sont, on le sait, caractéristiques. La face du malade est pâle et terreuse, ses lèvres sont bleuâtres, ses extrémités froides, sa fièvre intense. Quant au point de côté, il n'offre pas la fixité de celui de la pneumonie ordinaire. Le frisson n'est pas unique, mais se répète, ce qui n'arrive pas dans la pneumococcie. L'expectoration n'est ni rouillée, ni confiture d'abricots; elle est jaunâtre et purulente. Enfin, les signes physiques sont variables, mal limités. Quant à l'état général, il est toujours beaucoup plus grave, de même que le danger de mort est plus fréquent, à cause de la suppression d'une large étendue de la surface respirante.

Le meilleur traitement réside dans la diète lactée, les ventouses sèches, la quinine à haute dose, la spartéine, les inhalations d'oxygène : lorsque la médication est instituée de bonne heure et poursuivie avec énergie, on peut espérer tirer d'affaire les malades dont l'état général n'est pas trop compromis par des tares morbides antérieures.

*
* *

Le pneumonique doit être placé et maintenu au lit, dans les conditions d'hygiène, de calme et de silence les plus favorables à sa guérison. Chambre vaste et bien aérée, dépourvue de rideaux et de tentures, température fraîche et égale (12° centigr.) capable de rendre l'oppression moins pénible, en élargissant le champ respiratoire ; propreté extrême de la peau, des narines et de la bouche ; telles sont quelques-unes de ces conditions.

Les inhalations de nitrite d'amyle ou de pyridine diminuent la dyspnée : il faudra s'efforcer aussi de varier, le plus possible, le mode de décubitus, afin d'éviter les dangers des stases sanguines dans les bases des poumons, surtout chez les vieillards.

Pour calmer la soif, on aura recours aux boissons acidulées, principalement à la limonade phosphorique, au café tiède léger additionné d'un peu de lait et de bon cognac. Lorsque l'estomac semble peu tolérant, une purgation saline légère (30 gr. de sulfate de soude) donnera les meilleurs résultats.

Le traitement rationnel des pneumoniques a une réelle importance : songeons qu'à Paris, la pneumonie est une maladie qui produit encore, en moyenne, une cinquantaine de décès hebdomadaires : moins fréquente peut-être, comme mortalité, dans les campagnes, elle l'est davantage comme morbidité. Si nous ne pouvons juguler la maladie, nous en éloignons les douloureux symptômes et surtout nous organisons la résistance du malade, pour lui permettre de faire les frais de sa maladie et l'empêcher de choir dans des complications mortelles.

Au début de la pneumonie franche, un gramme de calomel modérera l'inflammation. Pendant les deux ou trois premiers jours, on donnera, trois fois par jour, l'un des cachets :

Bromhydrate de quinine.	0gr,30
Poudre de digitale	0gr,10

M.

On calmera la toux par un suppositoire à l'extrait thébaïque ; le point de côté, par des frictions intercostales à l'aide d'une pommade composée de parties égales de lanoline et de salicylate de méthyle (un quart d'heure de friction toutes les deux heures). La nuit, on remplacera ces frictions par des compresses imbibées de liniment de Rosen et recouvertes de ouate et de taffetas gommé.

Les grands bains tièdes à 35°, les lavements froids additionnés de phénacétine, auront raison de la fièvre persistante. Il ne faut pas craindre, non plus, de tonifier les faibles (2 à 300 gr. de vin de quinquina ou quelques grogs légers avec la teinture de cannelle). Les toniques fournissent à l'organisme la force de repousser l'infection pneumococcique et d'expulser les toxines virulentes. Une alimentation légère, surtout liquide, une abondance de boissons éliminatrices (dont le prototype est le bon lait) diminueront l'asphyxie et la dépression nerveuse, relèveront l'action du cœur, exalteront les réflexes curatifs, empêcheront, enfin, les infections secondaires.

Quand faut-il songer à la saignée, chez un pneumonique ? On sait que, pendant deux siècles, la saignée fut l'*ultima ratio* du traitement, ainsi que, du reste, pour la plupart des maladies aiguës. Après une éclipse d'un quart de siècle, la saignée reparaît, de nouveau, en honneur, aujourd'hui, en ce qui concerne le traitement de la pneumonie. J'ai, pour ma part, reconnu qu'elle sauve souvent l'existence des malades atteints gravement et diminue l'intensité des symptômes. Toutes les fois que, chez un sujet vigoureux, l'oppression sera intense, le pouls rapide ou *récurrent*, la face congestionnée ; à plus forte raison, lorsqu'il y aura menace d'œdème pulmonaire asphyxique et dilatation du cœur droit, on pratiquera une saignée de 500 grammes.

Trousseau considérait comme un bon indice, pour saigner, la dilatation des veines des mains. Koranyi déclare, avec raison, que lorsqu'on voit les ailes du nez s'abaisser à l'inspiration, la saignée est contre-indiquée, le centre nerveux respiratoire se trouvant alors en état de paralysie.

Quoi qu'il en soit, c'est un grand tort de s'obstiner à *nourrir* et à *alcooliser* les adultes pneumoniques robustes et pléthoriques : la saignée leur est bien plus utile, pour alléger le fardeau du myocarde défaillant et empêcher la cyanose par surcharge d'une circulation qui ne tarde pas à faire fléchir le cœur droit. Après la saignée, le cœur, débarrassé, recouvre une énergie nouvelle et le poumon décongestionné tend à sa restitution intégrale. Il est, d'ailleurs, utile de corroborer ces bons effets de la spoliation sanguine par les injections consécutives de sérum, qui favorisent la stimulation et la dépuration cellulaires, et, par un apport de matériaux salins nouveaux, facilitent l'élimination des déchets sanguins, encombrants ou nocifs.

Lorsque la résolution de la pneumonie tarde à se faire, il ne faut pas hésiter à attaquer directement le bloc fibrineux du poumon, par les ventouses répétées, scarifiées ou sèches, et les vésicatoires successifs, fréquemment utiles, en dépit des théories hostiles aujourd'hui à la vésication. Les inhalations d'oxygène, l'iodure de potassium (à la dose de 0,50 à 1 gr. par jour, dans de l'eau alcaline), le phosphotal, les injections sous-cutanées de cacodylate ou de méthylarsinate, rendront, alors, de grands services. Je suis aussi très partisan du benzoate d'ammoniaque, à la dose de 4 grammes par jour dans du sirop de quinquina ou de kola. L'hélénine et l'arséniate de strychnine m'ont paru fort avantageux dans le traitement des pneumonies traît nardes. Il va sans dire que la cure d'air et les cures d'eaux sulfureuses, la gymnastique respiratoire, les applications de *hautes fréquences*, les massages et les frictions s'imposeront, dans la convalescence de la pneumonie, pour peu que celle-ci ne soit point achevée après une quinzaine.

Parfois, la convalescence est traversée par des complications d'abcès, d'ostéomyélites, de paralysies, etc..., dues aux méfaits du pneumocoque en bordée dans l'organisme. C'est pour parer à ces complications, aussi bizarres que graves, que Fochier, de Lyon, a recommandé, il y a quelques années, sa méthode des abcès de fixation au moyen des injections hypodermiques d'essence de térébenthine. D'après ce que nous en pouvons juger par la lecture d'observations concluantes, cette méthode est fort rationnelle et mérite d'être vulgarisée, en raison des services qu'elle est capable de rendre aux praticiens, souvent désarmés et sans courage thérapeutique.

Contre la pneumonie massive, compacte, *croupale*, comme le disent les Allemands, Ferran et Poulet ont recommandé les injections de chlorhydrate de pilocarpine à un centigramme, répétées, sous la peau, plusieurs fois par jour : il paraît qu'à la suite des sudations et surtout des salivations abondantes, sollicitées par ce traitement, la résolution de la pneumonie ne tarde pas à s'opérer d'une façon complète. C'est, du moins, ce qu'affirment les auteurs de cette méthode, renouvelée de la vieille médecine : transpirez, disait Bœrhaave ; après la pluie, viendra le beau temps !

Quand il y a menace de gangrène pulmonaire, je conseille les pointes de feu répétées sur le côté, et les inhalations de créosote et de menthol. Je prescris aussi, comme potion antiseptique, une cuillerée à soupe, toutes les heures, de :

Julep gommeux.	160 grammes.
Teinture de benjoin	30 —

Teinture de quillaya. . . .	20	—
Hyposulfite de soude . . .	15	—
Essence d'eucalyptus. . . .	2	—

M. S. A.

Telle est l'orientation générale du traitement des pneumoniques, dans les formes les plus habituelles, du moins, de la pratique journalière.

CHAPITRE X

LE CRACHEMENT DE SANG

(HÉMOPTYSIE)

Il est des crachements de sang (ou *hémoptysies*) qui reconnaissent des causes purement locales : plaies de poitrine, fractures ou enfoncements des côtes, contusions thoraciques de tous ordres. D'autres ne sauraient s'expliquer que par un *ictus* congestif général : l'arthritisme, l'hystérie sont, le plus souvent, à incriminer, dans ces cas-là, et l'hémoptysie est, parfois alors, le symptôme supplémentaire d'un flux habituel brusquement supprimé, écoulement menstruel ou hémorroïdaire. Rien d'étonnant que le crachement de sang, survenu dans ces conditions, ait pu être équitablement envisagé comme une décharge utile.

Certaines hémoptysies sont liées aux affections organiques du cœur. Elles s'expliquent surtout par une augmentation directe de pression dans le système circulatoire des poumons. L'altération spéciale des parois artérielles par l'artério-sclérose favorise les ruptures ; mais, parmi les états cardiaques proprement dits, ce sont surtout les lésions de la valvule mitrale à une période avancée qui déterminent l'hémoptysie : le sang craché est souvent alors noir et peu abondant.

La dilatation des bronches, la gangrène des poumons, les anévrismes, produisent des hémoptysies par ulcération des parois des vaisseaux. A l'altération du sang, se rattachent les crachements sanguins observés dans le purpura, le scorbut, la fièvre jaune, l'albuminurie, etc. : cette dernière catégorie d'hémoptysies est, de toutes, la moins fréquente.

Les hémoptysies les plus communes et les plus importantes sont celles de la tuberculose. Tantôt elles apparaissent au début de la maladie, à la suite d'une congestion péri-tuberculeuse ; tantôt elles constituent un symptôme avancé ou final et surviennent par rupture de vaisseaux d'un certain calibre; ce qui explique pourquoi elles sont beaucoup plus redoutables, la déchéance morbide ne permettant plus, d'ailleurs, une perte sérieuse de sang.

Les hémoptysies *du début* de la tuberculose sont fréquemment annoncées par des symptômes congestifs accompagnés de toux sèche, d'oppression vive et d'élévation de la température d'un degré ou un degré et demi. C'est par l'action des bacilles et surtout de leurs *toxines* (sécrétions bacillaires douées de propriétés dilatatrices des vaisseaux) que la tuberculose provoque, autour des foyers de lésions, certaines hémoptysies récidivantes tenaces. On peut affirmer, au surplus, que les trois quarts des phtisiques ont craché, crachent ou cracheront du sang. A la troisième période, les hémoptysies *terminales* sont généralement le résultat de la rupture d'une de ces dilatations vasculaires formées au sein des cavernes tuberculeuses et désignées en anatomie pathologique sous le vocable d'*anévrismes de Rassmüssen.*

Le crachement de sang est favorisé par toutes les causes congestives de l'appareil respiratoire : variations barométriques et saisonnières, abus de l'alcool, excès de table, constipation opiniâtre, émotions, fatigue, surmenage, période menstruelle chez la femme. Les sujets prédisposés doivent surtout se méfier des efforts nécessités par certains exercices violents : danse, escrime, cyclisme et automobilisme. Les abus de la parole et du chant, les professions de force et celles à poussières, les bains et appartements trop chauds représentent aussi des causes, le plus souvent occasionnelles, du crachement sanguin. Nous portons en nous ces fatalités, dont nous sommes souvent les industrieux et cruels artisans.

L'abondance du sang expulsé varie depuis la légère strie vermeille d'un crachat jusqu'au flot hémorragique simulant un véritable vomissement. L'hémoptysie initiale (ou congestive) de la phtisie pulmonaire étant, comme je l'ai déjà fait pressentir, d'origine capillaire, avec lésions vasculaires des plus minimes, ne donne généralement pas lieu à de grosses pertes de sang. Elle cause, comme on dit, plus de peur que de mal. Il n'en est pas de même, lorsqu'un vaisseau de calibre important a été ulcéré.

L'hémoptysie s'annonce par un frisson spécial, une oppression insolite, avec palpitations, chatouillement du larynx et goût salé *sui generis* dans la bouche. Pâle, haletant, terrifié, couvert d'une sueur froide, le malade expectore, alors, en plus ou moins grande quantité, le liquide sanguin. Le médecin appelé devra toujours se rendre un compte précis de la réalité de l'hémoptysie, je veux dire de l'origine pulmonaire des crachements. Pour cela, il lui faut examiner attentivement le nez, la gorge, les gencives et se convaincre surtout que la source hémorragique n'est point le tube digestif. Lorsque, d'ailleurs, le sang provient de l'estomac, il est précédé de troubles gastriques, de nausées, de tendances à la syncope et toujours expulsé par les efforts du vomissement. De plus, il est ordinairement coagulé, acide, noirâtre, mélangé de débris alimentaires et de mucosités gastriques. Au contraire, le sang de l'hémoptysie est alcalin, liquide, vif et vermeil, rutilant et spumeux (par suite de son mélange avec l'air). L'examen microscopique, toujours très important à pratiquer lorsqu'on a besoin d'éclairer le diagnostic, peut y déceler la présence du bacille de Koch, spécifique du tubercule. On diagnostique aussi la phtisie précoce par les symptômes généraux et par l'auscultation, qui fait entendre, aux sommets, l'expiration rude et prolongée, les craquements, pendant que la submatité à la percussion traduit le déficit d'élasticité pulmonaire.

L'hémoptysie foudroyante est loin d'être rare chez les tuberculeux arrivés à la troisième période. Les alcooliques seraient, au dire de Besson (de Lille), particulièrement prédisposés, par leurs vaisseaux friables et par la marche rapide de la phtisie, qui brûle les étapes sans laisser à l'organisme le temps de réparer ses pertes et de reprendre de nouvelles forces. La vie du phtisique avancé est inhérente à la frêle paroi d'un vaisseau anévrismal : la moindre surélévation accidentelle de la pression sanguine peut avoir raison de cette barrière. Il est sage d'y réfléchir.

Chez les vieillards et dans un certain nombre de maladies adynamiques, la diminution d'énergie des contractions du cœur détermine aussi une stase du sang dans les poumons, que favorise la pesanteur. Il peut arriver que cette stase soit plus que congestive et se juge par une hémoptysie. J'ai vu cette forme plusieurs fois, chez des personnes âgées, victimes d'un coup de froid ou, au contraire, d'une insolation.

Dans les hémoptysies abondantes, le malaise et la chaleur de poitrine sont très marqués ; un sang pur et écumeux est rendu, par secousses, avec des bouillonnements ou bruissements intérieurs que l'on entend à distance. Dans ces pertes de sang (de 2 à 6 kilog. en quelques heures), on observe les accidents généraux et réflexes des grandes hémorragies : horripilation, refroidissement des extrémités, palpitations violentes, sentiment marqué de terreur de la mort.

Jusque vers quarante ans, l'hémoptysie est ordinairement fonction de tuberculose : après quarante et cinquante ans, elle est sous la dépendance d'un état du cœur, ordinairement avec hypertrophie. L'allure des hémorragies de cause cardiaque consiste dans l'abondance et la fréquence d'autant plus marquées que les lésions valvulaires s'accentuent davantage.

Enfin, l'hémoptysie peut être causée, quoique très rarement, par des calculs pulmonaires (broncholithes) qui excorient la muqueuse.

En résumé, le diagnostic médical doit répondre à ces questions : Le sang vient-il des voies aériennes? de quelle partie? L'hémoptysie est-elle essentielle, c'est-à-dire de cause générale (congestion sans lendemain, pléthore, etc.)? Est-elle symptomatique de phtisie, cardiopathie, etc.?

*
* *

Il faut, d'abord, s'efforcer de bien dévisager les causes du crachement de sang, afin de les combattre, si faire se peut. Il importe surtout de savoir reconnaître l'hémoptysie primitive ou essentielle, sans lendemain inquiétant, liée à une irritation fluxionnaire, transitoire, de l'appareil aérien : fatigue vocale, effort violent ou prolongé, inhalation de vapeurs ou de poussières, offensives pour la muqueuse, si délicate, des voies respiratoires. Rappelons aussi que certains neuro-arthritiques, surtout du sexe féminin, présentent une fragilité anormale des capillaires bronchiques. L'*hémophilie* est, chez ces sujets, bronchique, au lieu d'être nasale, comme cela arrive le plus souvent. Un éréthisme cardiaque inusité, une tension vasculaire soudaine (accidents inoffensifs chez le commun des mortels) deviennent alors l'occasion d'hémoptysies, parfois compensatrices des règles ou des hémorroïdes.

Certaines apoplexies pulmonaires surviennent, sous l'influence de l'ivresse ou d'un froid vif, chez des adultes dont le cœur n'est pas normal. L'hémoptysie extérieure peut, alors, manquer, surtout s'il y a oblitération des vaisseaux : elle s'accomplit à l'intérieur du poumon et peut être foudroyante. Mais, dans la plupart des cas, on observe un crachement de sang noir, peu abondant, mais persistant. C'est dans cette forme que le secours de la saignée, des sangsues anales, des ventouses scarifiées, est vraiment tout puissant, lorsqu'il ne se fait pas trop attendre.

Nul organe, plus que le poumon, n'est prédisposé à la congestion, à cause de l'inextricable lacis de petits vaisseaux qui s'y distribuent. On doit combattre cette prédisposition, chez les arthritiques, à l'occasion du moindre rhume, du plus petit état grippal : à chaque repas, 10 centigrammes de quinine et 1 milligramme de strychnine empêcheront le système nerveux de consommer le *raptus* sanguin.

Les frictions sèches, matin et soir, sur tout le corps, les bains sulfureux salins, les sinapismes et ventouses sèches, en cas de points intercostaux, seront conseillés. Chez les hémorrhoïdaires et les pléthoriques, on prescrira la diète lactée, les préparations de soufre, les purgatifs qui congestionnent le rectum : rhubarbe, aloès. Chez les goutteux, le benzoate d'ammoniaque dans du lait chaud, les cachets de théobromine à 0,50, chez les cardiaques et albuminuriques, représentent aussi des moyens efficaces pour éloigner l'état congestif des poumons.

Dans les états de souche grippale, j'emploie volontiers l'acétate d'ammoniaque, qui dégage les poumons et prévient l'hémoptysie. Toutes les deux heures, je donne une cuillerée à soupe de la mixture :

Sirop d'eucalyptus.	150 grammes.
— de terpine.	60 —
Acétate d'ammoniaque . . .	10 —
M.	

à prendre dans une tasse de tisane de polygala.

Que faire, maintenant, lorsque l'hémoptysie s'est déclarée ? Il faut, d'abord, rassurer le patient, anxieux et troublé, éloigner de lui les visiteurs inutiles, causes d'émotion et de dépression ; la présence prolongée ou le fréquent retour du médecin sont, au contraire, des plus utiles, aussi bien pour le moral que pour le physique. Le repos complet, le silence, une alimentation liquide et froide (lait, bouillon), une potion avec l'eau de Rabel et l'ergotine, quelques gouttes de perchlorure de fer liquide dans de l'eau non sucrée : tels sont les premiers soins à libeller. Le malade doit être assis sur son lit, la tête haute, les jambes pendantes, afin de favoriser l'abaissement de la pression artérielle. On lui enjoindra de résister au besoin de tousser et de demeurer dans une chambre fraîche, exempte, toutefois, de courants d'air.

On évitera de fatiguer l'hémoptysique par des auscultations répétées. On s'abstiendra des stimulants, alcooliques ou autres, même quand le sujet menace de se trouver mal. Parfois, les ventouses sèches ou même scarifiées (si le sujet est robuste), les sinapismes aux cuisses, la position couchée du côté opposé à celui où sourd l'hémorragie, concourent à l'arrêt du sang. Je dois aussi signaler ici, comme petits moyens de secours immédiat fort efficaces, en l'absence du médecin, la déglutition à sec d'une grande cuillerée de sel de cuisine, puis d'un verre d'eau ; l'ingestion d'un verre à liqueur de bon vinaigre. Le resserrement des vaisseaux hémorragipares se trouve assuré, d'une façon réflexe, par ces remèdes de bonne femme, aussi bien que par l'ergotine, le tannin ou le perchlorure.

Trousseau recommandait, contre les hémoptysies persistantes, l'emploi de l'ipéca à doses fractionnées, pour maintenir l'état nauséeux. Lorsque les pertes sanguines sont assez abondantes pour mettre l'existence en péril, le moyen de secours le plus efficace consiste à appliquer, suivant l'antique méthode hippocratique, des ligatures aux quatre membres, que l'on desserre, graduellement, l'une après l'autre, à mesure que l'hémorragie s'apaise. On vend chez les bandagistes de solides anneaux en caoutchouc, très pratiques pour cet emploi. Les grandes ventouses Junod, applicables sur un membre entier, constituent aussi un puissant moyen curatif, mais non exempt de danger (syncope, troubles du cœur). Il en est de même des mélanges réfrigérants appliqués sur le thorax et qui exposent à l'apoplexie pulmonaire.

Une énergique purgation (60 gr. d'eau-de-vie allemande) m'a servi à juguler, un jour, par une action irritante et dérivative puissante, sur l'intestin, une hémoptysie qui se présentait avec des allures foudroyantes.

Lorsque le malade est secoué de quintes nerveuses, on remédiera à la dépression physique et morale par les cachets suivants :

Valérianate de quinine	0gr,05
Poudre de Dower.	0gr,03
Sulfate de spartéine.	0gr,02

M. pour un cachet.

à administrer toutes les heures jusqu'à sédation. On peut aussi répéter, dans la région sternale, des injections de phosphate de codéine à 1 centigramme, appliquer de la glace sur les organes génitaux (méthode de Gros) ou des pulvérisations d'éther sur la colonne vertébrale. Je rappellerai ici les pilules de Jorissenne :

Iodoforme.	0gr,05
Tannin.	0gr,10
Extrait de quinquina	0gr,10

M. pour une pilule (3 à 5 par jour).

Dans les hémoptysies supplémentaires des règles, nos anciens pratiquaient avec succès la saignée du pied, que remplacent très insuffisamment les sinapismes. Je conseille aussi : le chlorure de calcium (2 gr. par jour dans 100 d'eau distillée) ; les cachets avec 1 gramme de soufre lavé et 0,20 de scammonée (un tous les matins) ; les gouttes de teinture de viburnum (dix avant chaque repas). En cas d'hystérie, capable parfois d'entraîner l'hémoptysie, il faut songer aux bromures, à la valériane, à l'électricité, aux hypophosphites du Dr Churchill.

Ainsi que je l'ai déjà fait pressentir plus haut, lorsqu'une syncope se produit, au cours d'une abondante hémoptysie, il ne faut point se hâter de la dissiper : ne favorise-t-elle pas la formation providentielle d'un caillot sauveur? On devra se borner à administrer un lavement avec 4 grammes de chloral et 1 gramme de laudanum, pour assurer le calme qui empêchera la mobilisation du caillot. Après la crise, il ne faut pas, non plus, vouloir précipiter le rétablissement du malade : en remontant trop vite la tonicité des forces, vous ne faites que rétablir la tension artérielle, qui fera bientôt sauter la frêle barrière s'opposant à une nouvelle issue du sang. Aussi, faut-il éviter aux hémoptysiques l'usage du vin pur, du thé, du café, de l'alcool et du tabac, ainsi que des préparations ferrugineuses ; le bouillon, les graisses, les épices, les boissons gazeuses et les aliments trop chauds doivent être consommés en très petite quantité. On conseillera le repos prolongé, la continuité d'un régime doux, dénué d'excitants. Pendant plusieurs semaines, tant qu'il existe des stries rosées dans les crachats, on fera prendre, avant chaque repas, le cachet :

Terpine . . . . } àà $0^{gr},25$
Tannin . . . . }
M.

et, après chaque repas, quinze gouttes du mélange :

Teinture d'hydrastis . . . }
— d'hamamelis . . } àà 15 grammes.
— d'ergot . . . . }

Sous peine de voir reparaître l'hémoptysie, on supprimera, pendant quelque temps, dans la médication des tuberculeux, la créosote, les iodés, les sulfureux, l'arsenic et surtout les cacodylates, actuellement si à la mode.

Une cure d'air pur constitue ce qu'il y a de plus favorable, en pareil cas, aux intérêts du malade. Le climat tempéré, non maritime, exempt des variations brusques et bien abrité des vents, ramènera, peu à peu, l'accalmie dans la circulation pulmonaire et préviendra efficacement toute réaction congestive ultérieure.

CHAPITRE XI

LA GRIPPE OU INFLUENZA

La grippe, dont, chaque année, nous déplorons l'hostile expansion et la diffusibilité infectieuse, tenace en nos régions, la grippe semble puiser ses éléments pathogéniques les plus importants dans la saturation hygrométrique de l'air, la baisse insolite de la radiation solaire, les hausses exagérées ou prolongées du baromètre. Quant à la contagion morbide, généralement admise aujourd'hui, elle semble s'opérer par le microbe de Pfeiffer, cocco-bacille éminemment subtil, agissant principalement par la virulence de la toxine qu'il sécrète.

Pour ma part, j'estime que la grippe pénètre dans l'organisme à la faveur surtout du *refroidissement* : l'intoxication grippale s'opère, alors, d'une part, par l'afflux vasculaire congestif des muqueuses ; d'autre part, à la suite de l'arrêt des excrétions cutanées, et de la rétention de microbes qui, probablement, sont nos commensaux ordinaires, mais dont la virulence s'exalte soudain, de préférence sur l'épithélium des voies aériennes. Aussi, la grippe débute-t-elle, le plus souvent, par la gêne de la respiration nasale, l'oppression et le malaise pharyngo-laryngé, l'éternuement, le coryza, la trachéo-bronchite...

Lorsque la virulence microbienne est très marquée ou lorsque la déchéance nerveuse (par le surmenage, les infections ou altérations organiques antérieures) affaiblissent la résistance individuelle, on voit s'installer, alors, les formes malignes de l'influenza, les puissantes associations microbiennes, les infections surajoutées ou aggravées par la banqueroute vitale. C'est alors qu'on observe la rachialgie, le délire, les symptômes typhoïdes, les congestions pulmonaires profondes ou étendues, les pleuro-pneumonies, la tachycardie (palpitations), la myocardite, etc. Il faut savoir aussi que la grippe possède la singulière particularité de réveiller des états antérieurs qui semblaient guéris d'ancienne date : je ne parle pas de la tuberculose, qui n'est souvent qu'assoupie ; mais n'a-t-on pas signalé des inflammations biliaires, des arthrites, des affections cérébrales et jusqu'à des métrites et urétrites réapparues, à l'improviste, au cours d'un accès d'influenza ?

La grippe se conduit comme une infection contagieuse, frappant surtout l'appareil respiratoire des adultes et ne conférant aucunement l'immunité par une première atteinte. On l'observe sous la forme épidémique ou endémique, principalement dans les agglomérations urbaines.

Le début de la grippe est brutal et solennel : un violent mal de tête, une faiblesse extrême, un état fébrile, accompagné de douleurs lombaires et de courbature dans les membres, précèdent, de quelques heures ordinairement, le catarrhe du nez et de la gorge, la toux quinteuse et pénible, avec oppression et raucité vocale. Dans les dernières épidémies parisiennes, les névralgies des yeux et des oreilles, les vomissements et la diarrhée, une extrême prostration, accompagnèrent fréquemment les symptômes survenus du côté des voies respiratoires. La dépression asthénique des forces et l'inappétence souvent absolue sont aussi assez constantes, chez la plupart des influenzés.

La grippe normale dure de trois jours à trois semaines, comme état fébrile, du moins (température oscillant de 38°,05 à 39°,05). Mais il est des formes prolongées, et même chroniques, de l'influenza : le grippé, alors, reste triste, maussade, migraineux, insomniaque, constipé : il est repris, de temps à autre, de crises de toux qui, parfois, en imposent pour la tuberculose insidieuse. Certains influenzés présentent aussi des accès de sueurs profuses, avec grande sensibilité au froid, palpitations et angoisse respiratoire et cardiaque.

La grippe tire surtout sa gravité du réveil de virulence des microbes pathogènes, chez les prédisposés ou les débilités. Si l'on meurt rarement de la grippe elle-même, on succombe, assez souvent, aux infections secondaires qu'elle détermine. Adynamisé et comme aplati par le poison grippal, le malade n'a pas toujours la force de parer aux complications pulmonaires ou autres qui peuvent survenir. C'est ainsi que, depuis une douzaine d'années, l'influenza, fixée à demeure en nos régions, ne cesse d'apporter à la mortalité générale de redoutables contingents. Des vieillards, des phtisiques, qui auraient eu encore de longues années à vivre, ne résistent pas à l'atteinte profonde portée dans l'organisme par la toxine grippale. Les diabétiques, les alccoliques, les cardiaques sont fauchés comme épis mûrs et la mortalité frappe surtout les professions de cocher, sergent de ville, médecin, prêtres, ainsi qu'en témoignent les statistiques de la terrible épidémie parisienne de décembre 1889 et janvier 1890.

Une attaque de grippe, d'apparence bénigne, survenant chez un ancien tuberculeux, même guéri depuis longtemps, offre une gravité particulière et permet de prévoir un réveil néfaste de la phtisie. Non seulement la grippe (ainsi que l'a démontré Morel-Lavallée), accélère la mort des malades, elle favorise aussi l'éclosion de la tuberculose chez des organismes vierges, jusqu'alors, de toute tare de phtisie. C'est à la faveur probable d'une pleurésie sèche, que s'exerce cette action déterminante, facilement observée par tous les praticiens un peu attentifs.

On connaît (je l'ai dit), le micro-organisme de l'influenza ; c'est un cocco-bacille, décrit, il y a déjà dix ans, par Pfeiffer et que l'on décèle nettement dans les crachats bronchiques muco-purulents des influenzés. Le bacille de Pfeiffer agit par la toxine infectieuse qu'il sécrète et dont le contage semble extrêmement subtil. Kolipinski prétend que les premières manifestations en ont lieu sur le voile du palais, qui, dans la grippe, devient le siège d'une éruption congestive particulière, précoce, précédant même, de quelques jours, la fièvre et les frissons du début.

Chez les malades débilités ou surmenés, qui refusent de garder la chambre pendant le temps voulu, on observe souvent des congestions pulmonaires, accompagnées parfois d'hémorragies ou de pneumonies graves. Le retentissement de la grippe négligée est tel qu'il faut attendre plusieurs semaines (et parfois plusieurs mois), pour obtenir la rétrocession des phénomènes morbides. On n'a donc rien à gagner à *traiter par le mépris* une maladie infectieuse dont les surprises sont, hélas ! trop fréquentes et dont les localisations, polymorphes, déroutent ironiquement les soins les plus précis et les plus rationnels.

Les toxines de l'influenza exercent une

action particulière sur le système nerveux du cœur, accélérant, le plus souvent, ses battements ou provoquant des accès de fausse angine de poitrine. Les sujets atteints de débilité musculaire cardiaque ou de dégénérescence graisseuse du myocarde éprouvent des irrégularités, des faux pas, des intermittences du cœur. Ces symptômes ont été principalement observés dans le sexe féminin. Lorsqu'il existe des lésions valvulaires organiques, la grippe détermine des ruptures de compensation qui exposent les malades aux dangers de l'asystolie. Ce sont surtout les grippés qui commettent l'imprudence de sortir trop tôt, par un temps humide et de reprendre un travail exagéré, qui succombent aux complications cardiaques de la grippe. Les vieillards artério-scléreux, les goutteux, les obèses, les diabétiques sont nettement aussi prédisposés à ces complications. Après le rhumatisme articulaire, il n'est peut-être pas de cause plus fréquente de cardiopathie que l'influenza. Les conséquences de l'insuffisance du cœur, au cours de cette maladie, se traduisent par l'oppression extrême, l'asphyxie, les œdèmes, les syncopes.

La grippe ne tue, d'ailleurs, que par ses complications. Rarement, elle se montre maligne d'emblée ou *hypertoxique*, comme le font les fièvres éruptives, la diphtérie ou la typhoïde. Mais les complications sont, parfois, si précoces, qu'elles semblent immédiatement inhérentes à la maladie elle-même. D'autres fois, elles surviennent tardivement, lorsque le malade semble remis et que l'on ne songe plus guère à se déclarer inquiet. C'est ainsi que procèdent la pneumonie infectieuse, la bronchite capillaire, la pleurésie purulente, la tuberculose : les bacilles de ces diverses maladies ont exalté leur virulence, sous l'action excitante de l'infection grippale. Le terrain morbide, préparé par l'influenza, a favorisé la germination de ces complications, si fréquemment graves.

Il existe des formes atténuées de la grippe,

sans fièvre, caractérisées par des névralgies et par des douleurs rhumatoïdes, une dépression remarquable du système nerveux et des symptômes fluxionnaires rebelles du côté des voies aériennes. Ces formes sont de celles *qui mordent sans aboyer* : il ne faut donc pas négliger leur traitement en les envisageant comme nécessairement abortives.

Dans toute grippe un peu intense, la rate est grosse et l'albumine apparaît dans les urines : ce qui s'explique aisément par le caractère infectieux de la maladie. Dans l'épidémie de 1889-90, la moelle épinière était prise assez souvent, d'emblée, par la congestion grippale. J'ai vu des personnes, sorties de chez elles en bonne santé, tomber dans la rue, comme paraplégiques : interrogées ensuite, elles me disaient avoir éprouvé la sensation d'un bloc de glace qui leur touchait le dos et leur coupait soudain les jambes. Ces formes *hypertoxiques*, accompagnées parfois de délire et d'hallucinations, sont devenues, aujourd'hui, plutôt rares et ne se rencontrent plus guère que chez des sujets très névrosés.

La forme gastro-intestinale, au contraire, est très fréquente, aussi fréquente qu'elle est méconnue. Elle a toutes les allures d'une indigestion grave ou d'un empoisonnement. Le malade est pâle, refroidi, vertigineux, en proie à des vomissements, à de la diarrhée et à des douleurs abdominales très vives, affectant la forme de brûlures. La bouche est, parfois, le siège d'éruptions aphteuses ou herpétiques très pénibles.

Cette forme abdominale s'associe volontiers aux épidémies typhoïdes. L'exaltation virulente du colibacille joue d'ailleurs, dans ces cas, le rôle causal le plus probable. Les arthritiques, gros mangeurs et constipés, sont prédisposés à cette variété abdominale de la grippe, en vertu des fermentations dont leur tube digestif est l'habituel théâtre. L'aspect saburral, opalin et *porcelainé* de la langue et les déterminations pulmonaires, qui manquent bien rarement, permettent de la distinguer de la fièvre typhoïde, ainsi que la courbe thermique, beaucoup moins élevée et beaucoup plus capricieuse dans la grippe. La grippe est une maladie *à crises*, tandis que la typhoïde est une fièvre essentiellement *cyclique*. La durée de la grippe abdominale ne dépasse, du reste, guère huit à dix jours : de plus, son traitement par le calomel et la quinine est souvent héroïque, alors que ces deux médicaments échouent piteusement contre la fièvre typhoïde.

Il existe une forme amygdalienne de la grippe, décrite surtout en ces dernières années. Déglutition difficile, langue vernissée et bleuâtre, salivation abondante, constriction des mâchoires, lancements dans les oreilles et tuméfaction des ganglions du cou : tels sont, avec les symptômes généraux, les principaux caractères de la grippe amygdalienne. L'amygdalite grippale se termine, parfois, par suppuration : mais, le plus souvent, elle se résout en laissant une prédisposition notoire à des poussées d'angine ultérieures. Les vomitifs et les irrigations buccales antiseptiques s'imposent, dès le début, pour le traitement : l'abcès une fois formé sera (bien entendu) ouvert, sans hésitation ni attente.

La forme la plus grave d'influenza est, assurément, la forme pneumonique : c'est à elle que certaines épidémies ont dû leur caractère largement pernicieux. La pneumonie grippale n'a aucunement la régularité d'une pneumonie franche : ses allures, irrégulières et souvent désordonnées, déconcertent le diagnostic et le pronostic. Sa gravité est, d'ailleurs, trois fois plus grande que celle de la fluxion de poitrine vulgaire : il est aisé de s'en convaincre en compulsant les statistiques de ces dernières années.

La pneumonie grippale débute, sournoisement, par l'oppression et l'endolorissement thoracique, l'expectoration visqueuse et grisâtre, la respiration rude et soufflante à l'auscultation, la diminution de sonorité à la base d'un des poumons percuté. Les crachats sont rarement aussi rouillés, le point de côté rarement aussi intense que dans la pneumonie inflammatoire ou croupale. La forme catarrhale domine : ce qui nous explique l'envahissement successif des poumons et la lente restitution de l'intégrité des lobes de ces organes, lorsque la terminaison a lieu favorablement.

La mort a souvent lieu à la suite de phénomènes asphyxiques, mal expliqués par le peu d'étendue et de profondeur des lésions pulmonaires. C'est qu'il ne faut pas oublier combien la dépression du système nerveux est marquée, dans la grippe : l'innervation cardio-pulmonaire, le nerf pneumogastrique et le grand sympathique sont influencés par le poison grippal. La circulation pulmonaire est affectée inévitablement par la défection du cœur, que dilate et paralyse le processus infectieux. Le cœur et les poumons s'épuisent, alors, en efforts inutiles et l'asphyxie se produit, rapide ou même *foudroyante*, comme l'inévitable résultat de l'insuffisance cardio-pulmonaire prolongée.

Le pronostic est surtout grave, ainsi que je l'ai déjà dit, chez les tuberculeux, dont la grippe mobilise les bacilles endormis et ranime les anciens foyers latents. Les emphysémateux, les bronchitiques, les bossus déformés du thorax, les neurasthéniques, les albuminuriques (dont les reins sont frappés d'inertie éliminatrice) succombent, plus volontiers aussi, aux atteintes de la pneumonie d'influenza. Au contraire, les sujets robustes, dont l'équilibre organique ne laisse rien à désirer, paraissent immunisés, sinon contre la maladie elle-même, du moins contre la toxine infectieuse, qui la rend si redoutable. Cela n'empêche pas qu'il faille, en présence d'une fluxion de poitrine chez un influenzé, soutenir le cœur et dégager la circulation pulmonaire, par le moyen de la digitale, du strophantus et de la théobromine et la prescription des boissons alcooliques à base de bordeaux et de champagne. Je me suis bien trouvé d'ajouter, à chaque potion vineuse, un gramme d'acétate d'ammoniaque, afin de rétablir la perméabilité pulmonaire compromise. En fait de révulsifs, il est sage de s'en tenir au banal cataplasme sinapisé, fréquemment renouvelé sur les parties engorgées.

Les complications nerveuses de la grippe se développent avec prédilection chez les sujets entachés d'une tare névropathique. La méningite et l'encéphalite, les abcès du cerveau, les myélites, sont des accidents heureusement rares : car ils sont presque toujours mortels. Les névralgies, les névrites, le zona, l'atrophie musculaire sont beaucoup plus fréquents. L'ataxie locomotrice, l'épilepsie et les autres névroses semblent ordinairement aggravées par la grippe. Enfin, on a vu l'influenza déterminer la démence ou le délire de collapsus, la neurasthénie, l'hypocondrie, la mélancolie : on l'a vue aussi aboutir, chez des sujets prédisposés, à une affection mentale systématisée, telle que le délire de la persécution par exemple. On peut donc dire que cette infection fait fermenter tous les mauvais levains morbides.

La grippe n'est guère justiciable des mesures préventives d'isolement ou de désinfection. Toutefois, lorsqu'on le peut, on évitera le contact intime des influenzés et l'on nettoiera soigneusement leurs crachoirs, linges et objets suspects de receler les germes infectieux. En temps d'épidémie, on s'abstiendra des grandes réunions; on prendra les précautions nécessaires de vêtements, alimentation, repos relatif, etc., les plus capables de maintenir la santé et de fortifier la résistance organique. Cette hygiène générale (difficile à détailler sans tomber dans la banalité) devra surtout être pratiquée sévèrement par les débiles, les malades, les vieillards. L'antiseptie des premières voies s'impose, également, comme une mesure prophylactique rationnelle : on la réalise par des gargarismes et lavages buccaux avec l'eau de menthe phéniquée au 500e, ainsi que par l'introduction, dans les fosses nasales, de la vaseline boriquée au menthol.

« Repos à la chambre, les pieds sur les chenets », tel est le traitement nécessaire dans tous les cas et suffisant pour les formes légères. Les phénomènes nerveux seront combattus par des cachets de quinine et de phénacétine à 0,20 centigrammes de chaque, répétés trois fois dans les vingt-quatre heures. L'enchifrènement catarrhal cédera à la tisane chaude d'eucalyptus, sucrée avec le sirop de quinquina et additionnée de 10 gouttes d'alcoolature d'aconit (trois tasses par jour). On continuera l'antisepsie des muqueuses par les pastilles Valda et l'on nettoiera le tube digestif par de fréquents lavements avec l'infusion de camomille additionnée de benzoate de soude.

Les grogs au kirsch et surtout le vin de Champagne, rendent de grands services dans le traitement de la grippe et permettent, parfois, la tolérance d'autres aliments légers (potages au lait, bouillon aux œufs pochés). Chez les nerveux, il est préférable d'éviter l'alcool, sauf en frictions générales (mélange tiède d'alcool camphré et de vinaigre aromatique). En cas de grande dépression et de tendances à la syncope, il ne faut pas hésiter à pratiquer des injections sous-cutanées d'éther ou de caféine, en les alternant. Lorsque le cœur est affaibli, les frictions thoraciques avec la teinture éthérée de digitale sont à recommander, ainsi que la prescription des pilules :

Extrait de convallaria	0gr,20
Sulfate de spartéine	0gr,05
Extrait de strophantus	0gr,002

M. pour une pilule : 2 par jour.

La neurosine Prunier rend aussi de réels services.

Les pédiluves sinapisés et les ventouses sèches exercent une action décongestive sur les bronches, qu'il ne faut pas dédaigner. Lorsque le sujet est robuste, on devra toujours scarifier les ventouses, afin de réaliser une petite déplétion sanguine locale.

Dans les formes abdominales de l'influenza, le traitement devra toujours commencer par un bon vomitif ; le deuxième jour, un gramme de calomel ; les jours suivants, un purgatif salin. Entre temps, on aura recours aux lavements antiseptiques avec 1 gramme de chloral pour 500 grammes d'eau bouillie, répétés soir et matin. Comme boisson, je conseille la limonade vineuse additionnée d'acide lactique et, plus tard, le goudron Freyssinge avec décoction d'orge. La fièvre étant tombée par le moyen de la quinine, je donne, avant chaque repas, l'un des paquets :

Bétol	0gr,20
Benzoate de bismuth.	0gr,30
Arséniate de strychnine	0gr,001
M.	

à prendre, dans du pain azyme, trois fois par jour. La nourriture doit être soigneusement dosée et surveillée, sous peine d'intolérances fâcheuses et même de rechutes graves.

Les meilleurs remèdes à diriger contre les quintes de toux sont : le bromoforme, la jusquiame, la codéine, que l'on peut formuler et associer de bien des manières. Le sirop d'Aubergier au lactucarium est également à recommander, pour calmer la toux grippale nocturne.

Lorsque l'état nerveux est très prononcé, je conseille, matin et soir, un lavement ainsi composé, *à conserver* (pour cela, on le fera précéder d'un lavement évacuateur à l'eau salée) :

Tisane de valériane à 15 gr. . .	1 verre.
Bromure d'ammonium. . . .	2 grammes.
Asa fœtida.	1 —
Musc	0,50 —
Jaune d'œuf	un.

M. S. A.

La grippe se guérit promptement par le traitement précédent, à la condition que le malade reste au lit jusqu'à la chute de la fièvre. On l'alimentera par des potages au lait ou au bouillon, des laits de poule, crèmes renversées, jus de viande. Je ne suis pas partisan du lait comme boisson : l'estomac influenzé est incapable de le digérer. Ce que je préconise, c'est la tisane de maté, additionnée d'un peu de vieux rhum ; en cas de soif ardente, quelques gorgées de champagne de bonne marque, coupé d'une eau alcaline légère. La liberté du ventre sera assurée par des lavements *quotidiens* d'eau bouillie et salée ; l'antisepsie des premières voies, par une pommade errhinique au menthol et un gargarisme phéniqué, plusieurs fois dans les vingt-quatre heures.

Le soulagement du grippé traité ainsi ne tarde pas à se traduire par la diminution de la dyspnée et des quintes de toux, par l'abréviation de la période d'invasion et par la suppression, surtout, du péril congestif du côté de la muqueuse des voies aériennes. Dans deux cas, où la broncho-pneumonie était sûrement commencée, j'ai pu observer, nettement, cette action *décongestive* : arrêt des suffocations, recul à l'auscultation, des tendances hépatisantes; crises, enfin, d'abondantes expectorations rouillées. Un phénomène à noter, également, dans une affection aussi agrypnique que l'est l'influenza, c'est la tendance marquée au sommeil, qui suit l'administration des médications les plus stimulantes, les plus contraires au sommeil de l'homme en bonne santé.

Dans toutes les formules qui précèdent, on peut remarquer qu'il n'est point question du médicament si longtemps en honneur contre la grippe, l'antipyrine. C'est que, depuis 1889, époque de l'engouement inouï en faveur de l'antipyrine, je n'ai cessé de protester contre l'usage (et surtout contre l'abus) de ce remède analgésique. *Analgésique,* il l'est, en effet, au premier chef, et c'est même le principal reproche qu'on doit lui adresser : en supprimant la douleur et la fièvre, il annihile les réactions éliminatrices, déprime le cerveau et la moelle, abaisse les oxydations et constipe le rein. Inférieure au point de vue sédatif, la quinine, par sa valeur toni-nerveuse et stimulante de la vitalité, lutte infiniment mieux contre les périls de l'infection. La *phénacétine*, qui combat fort bien la douleur, est loin d'avoir les inconvénients dépressifs et anti-éliminateurs de l'antipyrine : je ne l'administre, toutefois, que mélangée à la quinine, dont l'admirable pouvoir tonique sert de correctif et de directeur au traitement. Le salophène, la salipyrine, rendent aussi des services, dans les formes douloureuses, rhumatismales, de l'influenza, mais sans valoir la phénacétine. J'en dirai autant du salol et de l'*acétanilide* ou antifébrine, dont on a voulu, vainement, faire des spécifiques, alors que, la plupart du temps, ces drogues aggravent la situation, souvent précaire, du tube digestif.

Lorsqu'il y a tendance à la pneumonie grippale, ou que celle-ci se déclare, l'ipécacuanha, et surtout l'émétine, son alcaloïde, m'ont souvent montré un pouvoir héroïque pour arrêter l'oppression, le point de côté et les crachats rouillés, diminuer l'état crépitant des râles et l'étendue de la matité pulmonaire. L'état nauséeux désencombre les bronches et liquéfie les mucosités, par une sorte de sécrétion pluviale bienfaisante, éliminatrice des microbes et galvanisatrice des muscles lisses des bronches.

En même temps, rien n'empêche de faire de la révulsion ni de soutenir l'action du cœur par la quinine, la spartéine et la strychnine en injections sous la peau.

La convalescence de la grippe est souvent marquée par une neurasthénie spéciale, avec insomnie, atonie digestive, fatigue extrême, inquiétude mentale, céphalée, vertiges, palpitations. Ces phénomènes nerveux nécessitent souvent le changement de milieu, le séjour à la campagne, les traitements physiques par le massage, l'électricité, les cures d'eaux, l'institution d'un régime alimentaire sévère. Avant chaque repas, on donnera une cuillerée du sirop d'hypophosphites composé du Dr Churchill. Après chaque repas, une cuiller à café du mélange suivant dans un peu d'eau sucrée :

Extrait fluide de calisaya. .	
— de kola fraîche	ââ 60 grammes.
— de coca . . .	
Teinture de badiane . . .	
— de vanille. . . .	ââ 30 grammes.
— de cannelle . . .	

M.

Tous les matins, un lavement avec 125 grammes de sérum artificiel (à conserver). Matin et soir, une friction avec le baume de Fioravanti. En cas de persistance de symptômes bronchiques, on se trouvera bien de pratiquer, tous les jours durant une quinzaine, une injection sous-cutanée avec cinq centigrammes de cacodylate de soude pour un gramme d'eau de laurier-cerise : le méthylarsinate disodique, vanté depuis, n'a aucun avantage, à mon avis, sur le cacodylate ordinaire.

CHAPITRE XII

LA PLEURÉSIE

Fréquente surtout chez l'adulte, la pleurésie est moins une maladie qu'un symptôme ou une *fonction* morbides. Les progrès de la science nous ont conduits aujourd'hui à admettre deux grandes variétés de pleurésies : celle d'origine tuberculeuse, qui est, de beaucoup, la plus fréquente, et la pleurésie arthritique, rhumatismale ou séro-fibrineuse. Le rôle du froid, jadis prépondérant, et celui du traumatisme, admis comme assez fréquents par les anciens, sont, à l'heure qu'il est, fort effacés.

Récamier aimait à répéter : Il n'y a pas de pleurésie; il n'y a que des pleurétiques. La science contemporaine ne s'exprime pas autrement : derrière la maladie, nous devons toujours voir le malade. Or, l'observation nous fait voir, neuf fois sur dix, dans le pleurétique, un candidat tuberculeux, à soigner préventivement, sous peine du plus sombre avenir. Cette origine tuberculeuse n'empêche pas l'action provocatrice occasionnelle de la grippe, de la pneumonie et même du coup de froid. Elle explique même la curabilité facile du symptôme, la bacillose des membranes séreuses se montrant toujours d'une bénignité relative.

La pleurésie est assez pauvre en signes caractéristiques. Quelques frissons, une fièvre modérée, un point de côté peu violent, dû à une névralgie intercostale réflexe, une toux fréquente, quinteuse, sèche, exagérée par les mouvements et par l'ingestion des liquides froids : tels sont les symptômes fonctionnels ordinaires. Ils sont parfois beaucoup plus obscurs, puisqu'on a vu la mort subite survenir dans la pleurésie, rien n'attirant l'attention médicale vers la poitrine : l'autopsie seule faisait le diagnostic ! Milian rapporte ainsi le cas d'un solide gaillard, prêt à partir pour la chasse, fusil en bandoulière et bicyclette dehors, qui dut contremander sa journée pour une thoracentèse de trois litres.

Tandis que, dans la pneumonie, il existe toujours un rapport entre l'état général du malade et l'étendue des régions frappées, on voit des épanchements pleurétiques occuper les deux tiers du thorax en n'excitant que les plus médiocres symptômes. Ce sont des pleurésies *latentes*, méconnues, sans éclat qui les signalent à l'attention d'un praticien peu perspicace ou paresseux dans ses recherches.

Toutes les fois qu'il y a épanchement, la palpation fait constater l'anéantissement des vibrations thoraciques et l'amplification du côté; la percussion signale la matité, l'auscultation un bruit de souffle avec des frottements (qui se distinguent des râles surtout par leur position superficielle et parce qu'ils ne sont point modifiés par la toux).

Ce qu'on nomme l'*égophonie* (bêlement de chèvre) est un symptôme d'auscultation coexistant généralement avec un épanchement médiocre. La voix se perçoit aigre et tremblotante comme le son du mirliton ou l'accent de Polichinelle. La quantité de liquide épanché est, d'ailleurs, fort variable. Elle peut atteindre 4 et 5 litres, avec déplacement de tous les organes voisins, ou être à peu près nulle, ce qui constitue la pleurésie *sèche*, appelée aussi *pleurite* et fréquente, aux sommets, chez les phtisiques. Les adhérences consécutives à la pleurésie nous expliquent les déformations de la poitrine et les dilatations bronchiques ultérieures, qui ne sont point rares.

Quand la température dépasse 39°, la pleurésie est, presque toujours, accompagnée de pneumonie (*pleuro-pneumonie*) ou de péricardite, ou bien l'épanchement est *purulent*. La fièvre est, alors, surtout vespérale ; les frissons sont opiniâtres, les traits sont altérés, on constate l'amaigrissement, la colliquation, les troubles digestifs. La pleurésie purulente est presque toujours *secondaire* à la variole, à la scarlatine, à la fièvre puerpérale. On peut toujours en faire le diagnostic exact par la ponction *exploratrice* avec la seringue de Pravaz.

La pleurésie *rhumatismale* présente une forme fibrineuse, avec frottements humides à l'auscultation, un point de côté plus intense, une matité peu marquée. La pleurésie *gauche* est plus grave que la droite, à cause du déplacement possible du cœur et de la complication de péricardite assez fréquente. C'est la pleurésie gauche qui détermine ces syncopes mortelles, par aplatissement ou torsion des gros vaisseaux ou du cœur lui-même et excessive compression du poumon, qui revient à l'état fœtal (*atélectasie* pulmonaire). J'ai vu, dans une autopsie, le poumon réduit ainsi au volume d'une mandarine !

La pleurésie *double* est rarement primitive : c'est une complication d'une autre maladie, aiguë ou chronique. La pleurésie *circonscrite* est due, parfois, à la faible intensité du germe morbide; mais, le plus souvent, elle se limite ainsi à la faveur d'anciennes adhérences, qui opposent une barrière à l'extension de l'épanchement et tendent, pour ainsi dire, à l'enkyster.

Ce n'est guère que pendant les premiers jours que la pleurésie offre les allures d'une maladie aiguë. Elle tend essentiellement à la chronicité et (comme l'écrit Laënnec) la période de résolution de la pleurésie la plus aiguë a tous les caractères d'une maladie chronique. C'est surtout à la pleurésie tuberculeuse qu'est dévolu le privilège d'un début insidieux et lent.

La pleurésie *diaphragmatique* est aussi douloureuse que grave. Elle immobilise le diaphragme et force à la respiration costale (*orthopnée*). L'épigastre, les hypocondres, les fausses côtes souffrent de vives névralgies, irradiées surtout au-dessus des clavicules et vers les épaules, par irritation probable du nerf phrénique. On observe aussi les vomissements, les hoquets, la jaunisse, le rire sardonique. C'est l'intensité de l'oppression qui distingue la pleurésie diaphragmatique d'une maladie du foie : la mort a lieu, d'ailleurs, assez souvent, dans cette variété de pleurésie, par asphyxie progressive résultant d'une extrême dyspnée.

*
* *

La pleurésie rhumatismale ou séro-fibrineuse se traite par le salicylate de soude : 2 grammes matin et soir. Localement, je conseille les frictions, trois fois par jour, avec la pommade :

Lanoline camphrée	60	grammes.
Salicylate de méthyle	15	—
Gaïacol synthétique.	5	—
Acide salicylique	3	—
Terpinol	2	—

M.

suivies d'enveloppement à l'ouate et au taffetas gommé.

Après une huitaine, si l'épanchement persiste abondant, il est utile d'administrer un drastique : 60 grammes d'eau-de-vie allemande. Si les frottements font un bruit de cuir neuf à l'auscultation, de petites doses d'iodure de sodium faciliteront la résorption des fausses membranes. La tisane d'*uva ursi* nitrée à 4 grammes par litre ; le vin diurétique, additionné de 1 ou 2 grammes par jour d'extrait de convallaria, m'ont rendu aussi de grands services.

La toux se calme par les préparations opiacées ou mieux par les gouttes suivantes :

Chloroforme.	10	grammes.
Ether sulfurique	8	—
Bromoforme.	3	—
Gouttes noires	4	—

M.

Dix gouttes, au moment des quintes, dans une infusion de jaborandi.

Dans les cas d'épanchement persistant, les anciens conseillaient, à juste titre, la diète sèche. Aujourd'hui, on met les pleurétiques à la diète lactée. Pendant cinq à six jours de suite, je conseille :

1° Tous les matins, un cachet :

Calomel.	0gr,05
Quinine.	0gr,15
Scille pulvérisée	0gr,20

M.

2° Tous les soirs, un autre cachet :

Poudre de Dover.	0gr,40
— de digitale	0gr,10

M.

La pleurésie de suspicion tuberculeuse doit être traitée par les ventouses scarifiées suivies de badigeons à l'alcoolé de tannin, les purgatifs et diurétiques légers, l'alimentation substantielle. En dépit de la mode actuelle, les vésicatoires volants de 10 cc., laissés huit à dix heures en place, représentent un agent résolutif rapide, contre-indiqué seulement en cas d'albuminurie. Bien entendu, tout vésicatoire devra être pansé avec toutes les précautions antiseptiques.

Il est parfois urgent de ponctionner la plèvre, pour sauvegarder les fonctions ultérieures du poumon. L'ouverture de la plèvre est une intervention aussi vieille que la médecine. La nature n'a-t-elle pas, elle-même, indiqué cette méthode curative aux premiers observateurs, par la formation de tumeurs fluctuantes intercostales fournissant issue au liquide épanché ?

Avec les aspirateurs actuels, la ponction de la plèvre est devenue une opération inoffensive, qu'il faut pratiquer pour peu que l'épanchement, abondant, comprime le cœur et les poumons ; si quinze jours se sont passés sans résorption apparente ; s'il existe, enfin, des crises de suffocation, avec tendances asphyxiques ou syncopales. La *thoracentèse* devient, dans ces cas, l'opération nécessaire et véritablement libératrice. Il en est de même, lorsque l'urine est peu abondante et albumineuse, malgré la diète lactée et le séjour au lit.

Muni d'un bon aspirateur et d'un trocart stérilisé, l'opérateur pratique sa ponction dans le prolongement de l'aisselle, au milieu du cinquième espace intercostal, le malade restant couché. Lorsque, l'espace intercostal étant trop étroit, le trocart vient à buter sur la côte, il faut recommander au malade une grande inspiration et, pendant celle-ci, enfoncer brusquement la pointe dans la poitrine. Pour laisser le poumon se déplisser progressivement et parer ainsi aux accidents de la décompression brusque (quintes de toux rebelles, etc.), il importe de retirer le liquide très lentement et de ne pas dépasser un litre, *quitte à y revenir*. Pour empêcher le liquide albumineux de mousser dans le flacon aspirarateur, on remplit le fond de ce flacon avec un peu d'huile d'olives. Il n'est pas rare, d'ailleurs, que, l'épanchement se reproduisant promptement, on soit obligé de recourir à une nouvelle ponction, quelques jours après la première.

On a reproché à la thoracentèse de favoriser la métamorphose purulente de l'épanchement. Mais cela n'est guère possible lorsqu'on procède aseptiquement : l'origine, si fréquemment tuberculeuse, de la pleurésie, n'explique que trop bien, d'ailleurs, la formation du pus. On s'abstiendra, pour cette raison, de la thoracentèse chez les tuberculeux avancés et chez les urémiques, pour ne pas faire accuser l'opération d'une issue fatale, qu'elle est simplement impuissante à éloigner.

Dans la période succédant à la ponction, on mettra en œuvre la révulsion par les vésicatoires, les pointes de feu, la teinture d'iode, afin de réveiller, en quelque sorte, la circulation thoracique. Je conseille aussi les massages à l'aide d'une pommade résolutive iodo-iodurée, trois capsules Cognet au milieu des repas ; les courants continus, les cures d'eaux sulfureuses, les cures d'air à 800 ou 1 000 mètres d'altitude. On a, avec raison, recommandé aussi, pour empêcher les épanchements pleuraux de se reproduire, d'injecter dans la séreuse quelques grammes de liqueur de Van Swieten ou de teinture d'iode.

La ponction de la plèvre est, parfois, suivie d'expectoration albumineuse, qui résulte d'un œdème passager du poumon. Les inhalations d'oxygène et d'iodure d'éthyle, les injections de sérum artificiel sont, alors, immédiatement ordonnées et l'on fait prendre, matin et soir, pendant trois jours, un gramme de théobromine dans un verre à liqueur de sirop des cinq racines.

Quand la pleurésie est nettement purulente, la thoracentèse devient, alors, une opération insuffisante : il faut recourir à l'ouverture au bistouri, suivie de drainage de la plèvre et de lavage avec l'eau salée, stérilisée à 39° ou avec une solution de chlorure de zinc au millième. La *pleurotomie* ou *empyème*, pratiquée à temps, guérit même les pleurésies putrides ou gangréneuses, inévitablement mortelles sans son secours. C'est de l'excellente chirurgie, de la chirurgie *d'urgence.*

CHAPITRE XIII

UN MOT DE QUELQUES AUTRES AFFECTIONS PULMONAIRES

L'*hydropisie* et l'*œdème du poumon* ont été décrits par Laënnec et même par de plus vieux auteurs. C'est une complication chronique et insidieuse des maladies hydropigènes, et, principalement, de l'albuminurie. Mais il existe aussi une forme aiguë, connue seulement de nos jours et qui intéresse davantage la pratique. L'anatomie pathologique y montre un tissu pulmonaire pâle, gris jaunâtre, avec un certain degré de transparence ou d'opacité laiteuse : lorsqu'on incise ce tissu mou et crépitant, il s'écoule des vésicules une sérosité mousseuse, mêlée de sang ou de mucus bronchique.

Une dyspnée soudaine et croissante, avec

accès de suffocation plus marqués que ceux de l'asthme, toux quinteuse incessante, suivie d'expectoration séro-albumineuse et filante (parfois rosée, s'il y a congestion concomitante) : tels sont les symptômes observés. En auscultant les régions postéro-inférieures de la poitrine, l'oreille perçoit un râle humide, vésiculaire, à bulles fines, sous-crépitant. A mesure que le tissu infiltré se densifie, on observe la matité à la percussion, ainsi que l'augmentation des vibrations thoraciques. Mais parfois, au contraire, on constate une sonorité paradoxale (Huchard) due au développement d'une sorte d'emphysème aigu parallèle à l'œdème.

L'œdème pulmonaire aigu emprunte volontiers sa gravité à la maladie primitive qu'il complique. Il est plus fréquent chez les vieillards, les brightiques, les cachectiques, les cardiaques : autant que les lésions mitrales, les lésions aortiques sont suspectes d'entraîner cet état fluxionnaire spécial, qui cause parfois la mort, au cours des cardiopathies artérielles, des grippes à forme pneumonique, etc...

Lorsque la marche du mal est chronique, on peut agir par dérivation drastique ou diurétique : les purgations de *podophyllin*, d'*évonymine*, de *jalap*, etc..., les diurétiques cardiovasculaires (*digitale*, *strophantus*, *spartéine*, *scille*, *ergot*), le calomel (qui est, à la fois, un hydragogue intestinal et un diurétique) peuvent faire résorber les liquides épanchés dans le tissu pulmonaire et apaiser l'éréthisme vasculaire.

Mais on est, le plus souvent, pris au dépourvu par la rapidité des accidents. Il faut agir vite et énergiquement, sous peine de voir les malades succomber à des poussées successivement récidivantes et d'une intensité rapidement croissante. On maintiendra le malade assis dans son lit ; de nombreuses ventouses, largement scarifiées, lutteront contre l'hypertension pulmonaire ; à l'intérieur, on donnera, toutes les demi-heures, jusqu'à détente, dix centigrammes de citrate de *caféine* et un milligramme d'*arséniate de strychnine*. Si l'état nerveux et dyspnéique ne cède pas à cette médication, on pratiquera des injections sous-cutanées d'éther. Il faut généralement éviter l'iodure, qui constipe le rein et favorise les congestions de la muqueuse des voies aériennes. En cas d'asphyxie imminente et de situation désespérée, on peut songer à l'électrisation du pneumogastrique, comme ultime ressource. On soutiendra le malade par le régime lacté, le champagne, le café léger, additionné d'un peu de kirsch. Pendant la convalescence, on se trouvera bien des potions au *kermès*, de l'*arséniate d'antimoine*, de *l'oxymel scillitique*, ainsi que des sirops à base de chlorure d'ammonium ou d'esprit de Minderer. Ces dernières préparations sont principalement indiquées en temps d'épidémies grippales.

La *gangrène pulmonaire* est diffuse ou circonscrite. Elle présente trois degrés anatomiques : mortification récente, ramollissement putrilagineux, élimination des lambeaux sphacelés. Le début des accidents est ordinairement sournois. Le malade accuse un malaise et une faiblesse remarquables : son facies est altéré. Il est fort oppressé, avec toux quinteuse, crachats grisâtres ou sanguinolents, d'une fétidité particulière, qui deviennent bientôt muco-purulents, brun verdâtres et d'une senteur si pénétrante, qu'ils incommodent, au plus haut point, le malade et son entourage. Bientôt apparaissent et se confirment des phénomènes généraux d'adynamie prononcée, avec symptômes nettement typhoïdes, résultant de l'infection putride de l'organisme.

La marche de la gangrène pulmonaire est souvent aiguë, évoluant en cinq à dix jours. Mais on observe aussi une forme chronique, partielle, sorte de phtisie ulcéro-gangréneuse, qui tue par hémorragie foudroyante ou par rupture de la plèvre. On voit, parfois, guérir le sphacèle des poumons, lorsqu'il se limite et que les anfractuosités, organisées en cavernes, finissent par se cicatriser[1].

La misère sociale et la misère physiologique sont les deux grandes causes de l'affection. La mauvaise nourriture, le froid humide habituel, les fatigues exagérées, les grands chagrins se retrouvent assez souvent, dans les antécédents des malades. La gangrène pulmonaire peut aussi terminer une pneumonie ou une asphyxie du poumon ; compliquer la tuberculose, principalement chez les diabétiques; évoluer, enfin, d'une manière insidieuse, au cours du mal de Bright, de la rougeole, de la fièvre typhoïde, des affections du cœur. La gangrène pulmonaire est fréquente aussi chez les aliénés. On l'a attribuée parfois à des corps étrangers (débris d'aliments) tombés dans les voies aériennes ; mais elle paraît surtout due à la déchéance vitale de ces malheureux, produi-

1. Voir Dr E. Monin, *Les odeurs du corps humain*, p. 159 à 209.

sant une oblitération par thrombose de l'artère pulmonaire.

Le traitement doit consister en toniques : bouillon, jus de viande, vin de quinquina, potion avec la teinture de cannelle et l'acétate d'ammoniaque ; une cuiller à café d'un mélange de teinture de benjoin et d'eucalyptus dans de l'eau bien sucrée, contribuera, avec les inhalations d'oxygène créosoté et les pulvérisations phéniquées, à l'antisepsie des voies aériennes. Une vieille formule, qui m'a rendu plusieurs fois de réels services, est celle des pilules de Graves, contenant 0,15 de chlorure de chaux et 0,05 d'extrait d'opium (2 à 3 par jour). Je donne aussi l'hyposulfite de soude à hautes doses : il élimine, par la muqueuse pulmonaire, une grande quantité d'hydrogène sulfuré. Il ne ressemble guère, sous ce rapport, aux sulfures vulgaires, transformés en sulfates dans le sang et éliminés, sous cet état, par les voies urinaires. L'hyposulfite exerce, sur toute la vitalité, une stimulation diffusible, qui est des plus favorables comme action tonique et antidépressive. Mais c'est surtout sa valeur antiseptique, cicatrisante et modificatrice, qui fait sa force thérapeutique ; après quelques heures d'administration, la fétidité de l'haleine et des crachats semble beaucoup moins repoussante et l'action antiputride est manifeste.

*
* *

Rarement primitif, le *cancer du poumon* représente, le plus souvent, une propagation du cancer du sein, après envahissement ordinaire des ganglions bronchiques. La toux incessante, l'amaigrissement considérable, les engorgements cervicaux, les crachats ayant l'aspect caractéristique de gelée de groseille, l'oppression extrême, la teinte jaune paille, contribuent à établir le diagnostic, mieux que ne le font l'auscultation et la percussion. L'absence de points de côté et de fièvre, les complications emphysémateuses rendent fréquemment obscure l'évolution de cette redoutable maladie. Plus tard, l'œdème du cou et des membres inférieurs, le déplacement du cœur, les adhérences pleurales, mettent sur la voie du diagnostic.

On peut, par la thérapeutique, prolonger les jours des carcinomateux pulmonaires. Sans signaler ici les préparations contre les symptômes et contre l'élément douleur ou dyspnée, je conseille l'usage de l'*ergotine* et de la *quinine* : 4 centigrammes de chaque 3 ou 4 fois dans les vingt-quatre heures. L'action vasoconstrictive de l'*ergotine* atteint les proliférations vasculaires et modère les hémorragies. Quant à la *quinine*, elle exerce un pouvoir toxique énergique sur les plasmodies cancéreuses ; elle supprime les mouvements amiboïdes d[illegible]ocytes et leur diapédèse vasculaire, ca[illegible]uppuration.

CHAPITRE XIV

DYSPNÉE ET POINT DE COTÉ

L'oppression respiratoire ou *dyspnée* peut venir de toutes les parties de l'arbre aérien : larynx, trachée, bronches, appareil pleuro-pulmonaire. Elle peut aussi reconnaître des causes générales ou nerveuses, une origine bulbaire ou pneumo-gastrique : l'asthme, l'urémie, nous en offrent les exemples fréquents. Enfin, une lésion du squelette (fracture costale, scoliose, déformation rachitique) un état rhumatismal des muscles du thorax, une névralgie idiopathique, peuvent aussi causer la dyspnée, par douleur ou par appréhension.

Dans le jeune âge, la laryngite striduleuse provoque, par gonflement de la muqueuse, une sorte de rétrécissement glottique aigu, plus effrayant que grave et rapidement justiciable d'un cataplasme très chaud, appliqué au-devant du cou et de granules d'*émétine*, donnés de quart d'heure en quart d'heure jusqu'à vomissement. Chez l'adulte, la dyspnée laryngienne, souvent aggravée de dysphonie et de cornage, présente une origine inflammatoire, tuberculeuse ou syphilitique, dont le traitement varie selon les cas : la chose est facile à comprendre.

Il n'est point rare de constater, à la période de germination des maladies de poitrine, une oppression anormale, qui semble le seul et unique témoignage du stade prétuberculeux. Respiration puérile, confuse, rude ou saccadée à l'auscultation, c'est toujours *dyspnée*, soit anomalie de forme ou de rythme respiratoires. Cet état attirera l'attention du praticien sur la nécessité de désobstruer les voies aériennes, tout en fortifiant le terrain organique à l'aide des modificateurs généraux : huile de foie de morue, médication arsénicale et phosphatée, cures d'altitude ou thermo-sulfureuses. C'est en nous appliquant aux diagnostics *précoces* (méconnus ou dédaignés, malheureusement, de la clientèle) que nous aurons chance de lutter à armes égales contre l'ennemi morbide, et de repousser l'invasion microbienne. Eh bien ! l'essoufflement facile, la simple accélération des mouvements respiratoires, suffisent parfois, à mettre sur la voie d'une tuberculose à ses débuts, c'est-à-dire essentiellement *curable*.

Quand l'oppression est due à la bronchite chronique ou à la dilatation des bronches, il faut conseiller le séjour à la campagne, les pointes de feu et les expectorants, qui (loin de supprimer le réflexe tussigène) empêchent les rétentions sécrétoires, ainsi que la fétidité bronchique qui en dérive.

Une forte dyspnée, coïncidant avec une lésion petite et bien circonscrite du poumon et exempte de la cachexie tuberculeuse caractéristique, doit nous faire songer à la syphilis pulmonaire. Alors les pilules de *bi-iodure d'hydrargyre* (8 milligr. par jour), constitueront la pierre de touche du traitement. S'il y a hybridité morbide, on ajoutera les préparations iodotanniques et le sirop d'iodure potassique.

La dyspnée due à l'asthme nerveux est toujours *expiratoire*, la poitrine se trouvant distendue par l'air et les muscles inspirateurs contracturés. Cette crise spasmodique, spéciale aux neuro-arthritiques, se prévient, en deho des accès, par l'iodure et l'arsenic. Contre l' cès, je recommande les inhalations d'iodure d'éthyle ou de pyridine, la teinture de *lobélia* : dix gouttes tous les quarts d'heure, jusqu'à sédation. Je termine par une petite injection de *morphine*, pour concilier le sommeil et calmer l'anxiété, parfois terrifiante, des asthmatiques. Je n'ai pas besoin d'insister sur l'importance du diagnostic différentiel de l'asthme vrai avec le pseudo-asthme de cause cardiopathique, dont la médication est totalement distincte.

Chez les brightiques et urémiques, la dyspnée est *bulbaire* et sa cause intime réside dans l'adultération du sang ; les accès se répètent, toutes les deux ou trois minutes, avec intervalles *apnéiques* (respiration dite de Cheyne-Stoçkes). La diète lactée, le lavage du sang, les granules de *pilocarpine* à un milligramme (un tous les quarts d'heure, jusqu'à dix), constituent le traitement.

*
* *

Un *point de côté* dépend toujours d'une névralgie intercostale ou pleuro-phrénique. Cela ne l'empêche pas d'être réflexe et symptomatique d'une multitude d'états morbides. Aussi, le dyspeptique (le dilaté surtout) souffre de points de côté, par refoulement diaphragmatique résultant du développement des gaz. D'autres malades ont une lésion du foie, de l'intestin et rapportent au thorax douloureux toute leur maladie. Que de fois, personnellement, n'ai-je point guéri, par les sévérités du simple régime alimentaire, d'inquiétantes douleurs de poitrine, qui pouvaient faire songer au syndrome initial de la phtisie[1] !

Les lésions de la peau et des os, les tumeurs compressives (anévrysmes, kystes, adénopathies, cancer) sont des causes indirectes de point de côté. C'est un symptôme important de la pneumonie, de la pleurésie, de la péricardite, maladies toujours révélées par une auscultation ou une percussion attentives.

Idiopathique, la névralgie intercostale se distingue du rhumatisme (ou *pleurodynie*) par ses trois points classiques d'exaspération paroxystique : vertébral, costal, sterno-costal. La névralgie est surtout fréquente et rebelle chez les fumeurs et coïncide, alors, avec un état habituel d'hypertension artérielle, qui nécessite l'emploi des révulsifs, des iodures, de la trinitrine et surtout le renoncement à Nicot, sous peine de *sternalgie*, qui ne tarde

1. Voir mon livre : *Les maladies de la digestion* (*passim*).

guère à apparaître, avec son cortège angoreux aussi pénible que grave. L'association de la quinine et de l'*aconitine* m'a permis, récemment, de guérir une névralgie mammaire datant de plus de dix ans : je la signale, ici, à mes lecteurs, comme très active.

Le phtisique souffre de douleurs interscapulaires et d'hyperesthésies sous-claviculaires, souvent dues à des névrites et à des pleurites localisées *adhésives*. Le badigeonnage avec le mélange de *salicylate de méthyle* (30 gr.). *teinture de capsicum* (20 gr.), et *gaiacol synthétique* (5 gr.), les ventouses sèches ou scarifiées, le stypage, les compresses d'alcool recouvertes d'ouate et de taffetas gommé, diminuent ou suppriment les douleurs. Dues à des adhérences ou à des foyers de congestion, elles disparaissent, selon Mignon et Bloch, par l'immobilisation thoracique. Point n'est besoin, pour cela, je pense, d'un appareil plâtré : le simple sparadrap des hôpitaux suffit, comme dans les fractures de côte. Je l'ai vu appliquer, étant étudiant, par un vieux praticien qui le tenait lui-même, comme très efficace, d'un médecin du premier Empire ! *Nil sub sole novi*... Le repos, quel sublime antiphlogistique ! N'est-ce pas par lui qu'on guérit la tuberculose ostéo-articulaire ? N'est-ce pas par l'immobilisation, surtout, que nous recherchons la production de tissu fibreux, la sclérose curative, cicatrice pour le présent, barrière pour l'avenir ?

De vives douleurs thoraciques précèdent souvent le zona. On les calme, en donnant un peu de quinine et de poudre de Dower : localement, on applique de la *vaseline à l'oxyde de zinc,* que l'on saupoudre d'un mélange de talc et de dermatol. Quand le zona fleurit, le badigeonnage au collodion salolé est excellent.

L'alcoolique est sujet à des points de côté, particulièrement aux bases des poumons, à la pointe des omoplates, au creux de l'estomac, dans la région des fausses côtes à droite. Les purgatifs et les vomitifs, les tisanes amères, les ventouses scarifiées, la diète lactée, les granules d'*arséniate de strychnine* données, dans la journée, à la dose de 2 à 4 milligrammes par jour, le *bromhydrate de morphine*, le soir, au coucher (en potion de 1 centigr. par cuillerées jusqu'à sommeil) ne tarderont pas à triompher de cet épiphénomène, assez constant (quoique mal expliqué) de l'éthylisme. Il va sans dire que le médecin profitera de ce douloureux symptôme pour *faire peur* à l'alcoolique et usera de cette intimidation pour lui faire abjurer ses funestes habitudes... !

CHAPITRE XV

L'ASTHME ET L'EMPHYSÈME

L'asthme est une affection complexe des voies respiratoires, où l'état nerveux domine visiblement. Ses accès consistent dans un spasme de l'inspiration, et principalement du diaphragme et des muscles bronchiques (fibres de Reissessen). Que l'origine des crises soit naso-pharyngienne, bronchitique pure ou même toxique, le neuro-arthritisme est toujours sous-jacent ; en le cherchant bien, on le retrouve comme la cause *profonde* de l'asthme, sa raison d'être, sa clarté. D'après Brügelmann, il y aurait toujours dans l'asthme (même en tant que réflexe secondaire) une altération du centre respiratoire de la moelle allongée. Le réflexe médullaire est assez volontiers, d'ailleurs, le fait de la *rhinite ;* parfois, il ressortit à une affection vermineuse, à un état spécial de l'appareil sexuel (asthme des métrites, asthme de la copulation, etc...) Enfin, on a décrit une *névrose anxieuse asthmatique*, de pronostic grave, survenant, parfois, comme complication de la neurasthénie ou de l'hypocondrie.

La présence de l'acide carbonique dans l'air et de l'acide urique dans le sang sont, à mon avis, les causes occasionnelles *asthmogènes* par excellence. Elles nous rendent bien compte de l'apparition nocturne des accès (analogie avec l'attaque de goutte et aussi composition spéciale de l'air de la nuit).

L'estomac est fréquemment coupable de provoquer des crises. On a même pu incriminer certains aliments (moules, écrevisses, gibier, poisson, fraises, glaces, etc.), ce qui a certainement contribué à faire assimiler la maladie à une sorte d'éruption urticarienne des bronches. Cette forme toxique (ou *toxinienne*) de l'asthme se caractérise, ordinairement, par des sueurs froides très abondantes, qui suivent l'arrêt du sang dans la circulation pulmonaire. Une vive angoisse, un abattement remarquable, ainsi que des crachotements incessants, abondants et épais, voilà encore des symptômes que j'ai pu observer dans cette variété d'asthme *gastrique* ou dyspeptique, maintes fois soignée dans ma pratique. Souvent les accès sont dus à l'irritation de la muqueuse stomacale par un suc trop acide.

Le tirage est la dépression épigastrique, sus-sternale et sus-claviculaire, causée par les violents efforts d'inspiration, dépression qui fait saillir, par contraste, les parties squelettiques et cartilagineuses du thorax, et dessine vigoureusement les muscles inspirateurs, contractés avec énergie, presque *contracturés* même. Le cornage est ce bruit, sibilant et strident, causé, à chaque inspiration, par la vibration de l'anche sténosée qu'est la glotte. Dans les crises spasmodiques du larynx, les signes de l'asphyxie sont, ordinairement, plus angoissants, plus *aigus* (pour ainsi dire) que dans le plus violent des accès d'asthme, et cela se conçoit, car on assiste, parfois, à une complète *apnée*, et la situation est bien plus périlleuse.

En recrutant les antécédents héréditaires des asthmatiques, on trouve, assez souvent, l'herpétisme pur, l'herpétisme dans le sens *restreint* du mot, je veux dire les lésions cutanées antérieures : eczéma, herpès, lichen, érythèmes ou autres affections prurigineuses et même sèches, comme le psoriasis. Le traitement héroïque de l'asthme herpétique consiste, alors, dans l'union des arsénicaux et des sulfureux. C'est ainsi qu'on évitera ces accès dyspnéiques, dont la violence extrême réveille les malades ; c'est ainsi qu'on obviera aux lésions de l'emphysème, plus menaçantes, peut-être, pour l'herpétique, à cause de la fragilité native de ses muqueuses.

L'asthme devient une maladie assez fréquente aujourd'hui chez les enfants et les jeunes gens, grâce, apparemment, aux progrès du nervosisme au sein des vieux peuples latins. L'irritation de la moelle allongée part du pneumogastrique ou des nerfs périphériques, pour agir sur le centre respiratoire et sur le centre vaso-moteur. Elle aboutit, par voie centrifuge, à la contraction tétaniforme des muscles respirateurs et à la dilatation des vaso-moteurs de la muqueuse bronchique. Cet asthme *essentiel* est (comme Brissaud l'a parfaitement démontré), une maladie nerveuse grave, dont la disparition est, parfois, remplacée par l'épilepsie, la folie, la névralgie trifaciale. Chez l'enfant, la rétrocession de la névrose asthmatique laisse, le plus souvent, des tics, des tremblements essentiels, des migraines, du dermographisme.

Véritable crampe des poumons, l'asthme est une névrose réflexe, caractérisée par des crises intermittentes d'oppression spasmodique. Le point de départ de l'asthme est essentiellement variable : parfois circonscrit à un petit polype du nez, il pourra, parfois, dépendre d'une bronchite chronique étendue, d'une perturbation dans le fonctionnement normal du cœur. Ces diverses causes agissent en éveillant la susceptibilité bulbaire : la respiration, une fois déséquilibrée, entraînera la genèse de l'asthme confirmé, dont on verra alors apparaître les accès.

Les accès d'asthme peuvent être accidentellement provoqués par le froid ou le chaud, l'action de l'altitude, une dilatation même passagère de l'estomac. Mais ce sont les excitations parties du nez qui sont, le plus souvent, en cause. C'est ainsi que les poussières, vapeurs, fumées, odeurs (des roses, de l'avoine, du riz, du chlorure de chaux, du pain frais, de l'ipécacuanha, etc.), suscitent les crises d'oppression, chez les sujets prédisposés à l'asthme.

Quels sont ces sujets? Ce sont surtout (comme je l'ai dit) ceux qui ont de l'acide urique en excès dans le sang, ou qui fabriquent des toxines alimentaires; ce sont aussi les albuminuriques, les urémiques, les saturnins, les femmes à l'âge critique, les personnes dont le cœur est affaibli. L'asthme est presque toujours fonction d'arthritisme ou de neuro-arthritisme. C'est pourquoi nous le voyons volontiers alterner avec la migraine, l'eczéma, la sciatique, l'urticaire, les hémorroïdes, les coliques hépatiques et néphrétiques, les accès de goutte ou de rhumatisme.

Ce sont là mutations diathésiques ou métamorphoses du *neuro-arthritisme*, cette disposition constitutionnelle si commune dans la classe aisée, où la tare nerveuse et le ralentissement nutritifs règnent en souverains! Outre les modifications électriques de l'atmosphère, les émotions morales influencent grandement la sensibilité des voies respiratoires, chez les prédisposés : que de fois n'ai-je pas vu, dans ma pratique, les chagrins et soucis de la vie, les ébranlements émotifs et passionnels, briller au premier rang des causes provocatrices de la crise asthmatique ?

Celle-ci éclate souvent comme la foudre dans un ciel sans nuage, je veux dire au milieu des apparences de la plus parfaite santé. C'est, d'abord, une vague sensation de gêne thoracique, avec un peu d'angoisse respiratoire, que le malade rapporte habituellement à la digestion. La nuit vient : le malade se couche et s'endort. Après quelques heures d'un sommeil tranquille, arrive un réveil brusque, alarmant et théâtral, entre deux et trois heures du matin, généralement. Les symptômes pulmonaires constituent un mélange d'éléments nerveux et inflammatoires, ces derniers restant, le plus souvent, effacés. Oppressé au plus haut point, la poitrine serrée comme dans un étau, l'asthmatique est brusquement chassé de son lit par la soif d'air : il s'arc-boute aux murs, pour tâcher de respirer le plus profondément possible; son anxiété devient terrible, lorsqu'il voit que ni l'ouverture des fenêtres, ni les efforts d'inspiration auxquels il se livre ne peuvent satisfaire son impérieux besoin pulmonaire. Agité, la face bouffie et cyanosée, la bouche ouverte et les yeux saillants, il continue à souffrir ainsi, une ou deux heures, d'une manière indicible. Enfin, l'accès cesse brusquement par l'expulsion de quelques crachats, l'émission d'urines abondantes et claires, et le retour d'une respiration sifflante et saccadée, mais cependant efficace. L'expectoration est parfois assez dure et renferme de petits cristaux, auxquels on a voulu faire jouer un rôle actif dans la maladie.

En résumé, l'accès d'asthme est un spasme des muscles respiratoires, avec contracture des bronches, qui rétrécit la lumière de ces conduits et oppose à la libre entrée de l'air un implacable obstacle mécanique. Voilà pourquoi le malade, aux trois quarts asphyxié, ne répond pas aux questions qu'on lui adresse, toute son attention étant portée sur son angoissante anhélation et sur sa poitrine dilatée et globuleuse.

Pendant quelques nuits consécutives, la

crise se renouvelle ; mais elle diminue, toutefois, d'intensité et de longueur, ainsi qu'on l'observe pour la goutte, dont l'asthme est si proche parent. Pendant la journée, la santé reste à peu près indemne : mais la répétition des crises finit par faire, du simple névrosé des bronches, un véritable malade, à cause des lésions des poumons (emphysème) et du cœur (dilatation) qui, peu à peu, s'installent sournoisement. Il est rare que la périodicité des attaques dure moins d'un mois : c'est là ce qu'on appelle l'ensemble d'une crise. La marche de la maladie est, d'ailleurs, fort lente et (sans vouloir faire de l'asthme, suivant le proverbe vulgaire, un « brevet de longévité »), disons qu'il n'est point rare de voir l'asthmatique arriver aux extrêmes limites de la vieillesse. Parmi les complications des crises, signalons le *pneumothorax* (rupture des vésicules pulmonaires), aussi rare que les hernies sont fréquentes.

Comment traiter l'accès d'asthme ? Il faut

d'abord se débarrasser du concours des gêneurs : amis, parents et conseillers inutiles ; faire asseoir le malade, le corps en avant et les bras accoudés, en lui donnant le plus d'air possible, mais en le couvrant bien, pour lui éviter l'action offensive du froid nocturne. Des ventouses sèches ou scarifiées, en avant de la poitrine, supprimeront les affres de la gêne respiratoire. Si le spasme continue, on pratiquera une injection sous-cutanée avec un centigramme de morphine et un milligramme d'atropine. Les nuits suivantes, on se contentera de sinapismes aux cuisses et l'on fera prendre, dans une infusion chaude, de quart d'heure en quart d'heure, une cuiller à café du mélange suivant :

Sirop diacode	ãã parties égales.
— d'éther.	
— de polygala. . . .	

M.

L'iodure d'éthyle est un remède excellent en inhalations sur un mouchoir. On l'alternera avec la pyridine : mettre, dans une assiette chauffée, 5 grammes de pyridine et 1 gramme de menthol, que l'on inhalera, la bouche grande ouverte. En ce qui concerne les cigarettes nitrées et les poudres fumigatoires, qui donnent également de très bons résultats, voici notre formule habituelle :

Datura.	Digitale.
Lobélie.	Sauge.
Belladone.	Benjoin.
Jusquiame.	Nitre.

(Parties égales), à pulvériser finement.

Cette poudre, allumée en cône à la dose d'un dé à coudre, fournira des fumées calmantes, sans nul danger de narcotisme.

En dehors des accès, je prescris, avant chaque repas, une pilule ainsi composée :

Extrait de kola	0gr,20
Hyosciamine	1/2 milligr.
Arséniate de strychnine . . .	1 —
Valérianate d'atropine	1/2 —

M.

Dans la journée, mâcher quelques pastilles

Valda et introduire, matin et soir, dans les fosses nasales, une pommade à base de salol, menthol et cocaïne. Les bains d'air comprimé améliorent habituellement la fonction respiratoire. Enfin, le régime des dilatés et des arthritiques convient, ici, parfaitement : l'asthme ne nous apparaît-il pas comme une sorte de décharge uricémique sur les bronches?

En évitant les fautes de régime, les abus de viande, les excès de vin, en soignant attentivement l'atonie de l'estomac et de l'intestin ; en entretenant, par des frictions, les fonctions exhalantes de la peau ; en menant une vie calme et régulière, à l'abri du surmenage et des travaux pénibles, on verra s'éloigner bientôt les accès. L'hérédité joue aussi un rôle important : aussi, la prophylaxie devra-t-elle commencer de bonne heure. Véritable goutte viscérale, l'asthme se plaît aussi à frapper (ainsi que j'ai pu l'observer) certains arthritiques prompts à combattre exagérément leurs manifestations articulaires. N'oublions pas que si la goutte articulaire est celle dont on est malade, la goutte viscérale est celle dont on meurt !

Cette origine goutteuse de l'asthme nous explique aussi l'heureuse influence préventive du régime lacto-végétarien, recommandé par nombre de cliniciens anciens et modernes.

Il faut toujours chercher la cause des accès d'asthme, afin de la supprimer. On les a vu ainsi disparaître par le traitement de la dyspepsie, le redressement de l'utérus, l'extraction des polypes nasaux, la cautérisation des cornets, la réduction de grosses amygdales, etc. Il faut aussi faire intervenir l'action psychique et ramener la tranquillité mentale, en éloignant la terreur des récidives. La douche tiède générale, l'endurcissement au froid, les inhalations balsamiques et la gymnastique pulmonaire augmenteront la capacité respiratoire, tandis que l'excitabilité bulbaire pourra être, avantageusement, diminuée par les gouttes suivantes, à la dose de vingt, prises matin et soir ou avant chaque repas ;

Teinture de lobélie	parties égales.
— quebracho. . .	
— grindelia . . .	
— euphorbia. . .	
— cannabis . . .	

M.

Les cures thermales sulfureuses et arsénicales améliorent la constitution, éloignent la susceptibilité bronchique et décongestionnent l'arbre respiratoire : elles favorisent l'amplitude pulmonaire, en équilibrant le dynamisme nerveux. C'est ainsi que la réaction asthmogène se trouve enrayée par leur excellent secours.

Il n'est pas de climat conférant l'immunité pour l'asthme : suivant les sujets, on observe, à cet égard, les faits les plus contradictoires.

C'est surtout chez les arthritiques asthmatiques que l'on voit se développer l'emphysème pulmonaire. Chacun sait que cet état pathologique est le produit de la déchéance et de l'amincissement progressifs du tissu cellulaire servant de trame aux vaisseaux et à l'endothélium des poumons. Alors, ont lieu des communications intra-alvéolaires, véritables trous qui entretiennent une dyspnée permanente, par perte continue du *pabulum vitæ* inutilisé, et un catarrhe habituel, par irritation glandulaire de la muqueuse : ajoutons-y l'état général de débilité, résultant d'une hématose incomplète.

Lorsque, chez un asthmatique, l'emphysème est susceptible d'entourer quelques noyaux tuberculeux anciens, plus ou moins enkystés, les préparations antimoniales et sulfureuses représentent encore le meilleur traitement ; l'iodure alors, est néfaste et peut, parfois, réveiller la congestion assoupie. Les douches sulfureuses chaudes, naturelles et artificielles, les frictions avec un mélange, à parties égales, d'eau de Cologne, d'essence de pin et d'eucalyptol, sur le thorax (en avant et en arrière), constituent l'ensemble d'un traitement palliatif parfait, donnant souvent des améliorations qui équivalent à des guérisons.

La complication d'*emphysème* se reconnaît aisément au visage violacé, au thorax en carène avec remplissage des creux claviculaires et surtout à la sonorité exagérée de la poitrine à la percussion. Chez les tuberculeux, l'emphysème est parfois un mode de guérison : les noyaux atteints s'isolent ainsi des portions saines du poumon, ce qui favorise leur enkystement. Gardons-nous donc d'iodurer ce genre d'emphysémateux, de peur de réveiller, comme je le disais, la tuberculose qui dort.

Contre l'emphysème, je donne, chaque matin, une cuillerée à soupe de ce mélange :

Sirop iodo-tannique	500	grammes.
Iodure de sodium	20	—
Arséniate de soude.	0,20	—

M.

Au milieu de chaque repas, 3 pilules ainsi composées (6 par jour) :

Salol	0gr,15
Eucalyptol	0gr,05

Iodoforme. 0gr,02

M.

pour une pilule.

Je favorise par les frictions alcooliques, les douches sulfureuses (les cures thermales en été), le bon fonctionnement de la peau. La peau est le vicaire des poumons et sa perspiration spéciale supplée, jusqu'à un certain point, à l'insuffisance respiratoire. Le régime vestimentaire de laine s'impose à l'emphysémateux : son oppression se calme très bien aussi par le port, au-devant de la poitrine, de sachets ainsi composés : iode, carbonate d'ammoniaque et benjoin, en poudre fine, parties égales.

Je formule aussi, dans ces cas, des pilules à base de benzoate d'ammoniaque, 0,10, héléine, 0,10, iodoforme, 0,05 ; 4 à 6 par jour. On a, par cette triade, une action topique décongestive, modificatrice, antiseptique. L'*iodoforme*, bien que s'éliminant presque entièrement par les voies aériennes, n'a pas, comme les iodures alcalins, l'inconvénient de congestionner l'arrière-gorge, ni de pousser à l'enchifrènement de la trachée. Le *benzoate d'ammoniaque* est le plus actif des expectorants (comme variantes, je ne lui connais que l'*émétine* et la *scillitine*, cette dernière plus difficile à manier). Quant à l'*hélénine*, c'est un antiseptique broncho-pulmonaire, doublé d'un sincère ami de l'estomac et son action eupeptique lui permet de neutraliser l'influence offensive de l'iodoforme sur la muqueuse gastrique et d'augmenter l'appétit et les forces digestives.

Lorsque (ce qui est la règle chez l'emphysémateux), le cœur, faible et dilaté, a besoin d'être soutenu, on lui donnera, comme béquilles, l'extrait de strophantus (2 milligr. au repas) et le valérianate de caféine (5 à 20 centigr. le matin à jeun). Pendant l'administration de ces tonicardiaques, on interrompra les autres traitements.

On sait que les rhino-pharyngiens sont toujours prédisposés à l'asthme ; aussi, le praticien ne devra-t-il jamais négliger de se renseigner exactement sur l'état des voies respiratoires supérieures et notamment de la muqueuse nasale. Il devra remédier à son hypéresthésie, à ses gonflements, à ses déviations, dégénérescences polypoïdes et autres, obstructions et atrésie, — pour parer à ces phénomènes réflexes qui partent d'un simple éternuement et mènent à la suffocation asthmatique la plus confirmée. Ces décharges du réflexe pituitaire sont, aujourd'hui, bien connues : on ne peut, alors, détruire le désordre morbide qu'en attaquant la cause. Souvenons-nous donc que les poumons sont souvent tributaires du nez. Le lavage des narines à l'eau salée, les pommades mentholées et cocaïnées, les pulvérisations nasales au chlorate de potasse, parfois l'électrolyse ou la galvano-caustique locales comptent, à leur actif, de nombreux succès. En cas de gonflement muqueux, je prescris une formule à base de cubèbe, dermatol, salol, sel ammoniac, benzo-naphtol et menthol, qui m'a rendu de signalés services dans ma pratique. Dans le cas où la congestion asthmatique affecte des allures de périodicité (*hay fever*, etc.), je recommande le *bromhydrate* et le *valérianate de quinine* : j'ai vu souvent ces médicaments donnés à dose filée, juguler la toux spasmodique et triompher de l'implacable dyspnée. Une injection sous-cutanée d'éther et quelques granules d'atropine calmeront la crise, si la quinine a été employée trop tard pour pouvoir agir préventivement.

Les inhalations de pyridine, nitrite d'amyle, iodure d'éthyle, ozone, oxygène, etc., etc., préconisées par les auteurs, sont bien infidèles, en vérité, contre l'accès. Je leur préfère encore les fumigations à base de belladone, opium brut, cannabis, grindelia, lobélie et hydrastis, *à parties égales*, dont la combustion est favorisée par le nitrate de potasse. Méfions-nous des poudres anti-asthmatiques du commerce, généralement trop riches en solanées vireuses et principalement en datura. Le *datura* calme très bien (la *daturine* est deux fois plus active que l'atropine) : mais c'est un poison stupéfiant des plus actifs. La dilatation des pupilles, les hallucinations animées, les maux de tête, la somnolence, parfois même un délire fugace, ont été constatés, pendant la journée, chez des asthmatiques abusant de fumigations à base stramoniée. Le bien-être est donc acheté chèrement par l'emploi de cette *herbe du diable!* (c'est ainsi qus les anciens nommaient la stramoine).

Lorsque l'asthme est sec et l'expectoration malaisée, je conseille volontiers les sels ammoniacaux (AzH^3Co^2) que les Anglais et les Américains mettent en flacons avec de l'essence de lavande (*lavender salts*). Je rappellerai, ici, la vieille anecdote de Trousseau, sur ce marin asthmatique à accès subintrants, qui ne respirait guère qu'au Pérou, alors que le navire relâchait dans le voisinage des bancs de guano et qu'il se trouvait ainsi plongé dans une atmosphère ammoniacale. D'autres malades cherchent à se loger au-dessus des écuries, afin de mieux respirer : c'est aussi classique.

L'asthmatique devra, autant que possible, éviter les soucis et les excès de travail comme de plaisir, cesser le jeu et les préoccupations avec lesquelles il pourra rompre ; régler son existence et mesurer ponctuellement son régime. Sobriété dans les aliments, modération et tempérance devront être ses devises. Toute irrégularité se paie : il ne tardera pas à le constater : car névropathe, impulsif, instable, il est toujours porté à l'indiscipline et à la fantaisie dans sa manière de vivre. L'action morale du médecin doit s'exercer, ici, comme dans toutes les névroses : suggestion et auto-suggestion décupleront l'action médicamenteuse, préviendront les rechutes, faciliteront les observances indispensables.

La gymnastique des muscles pectoraux, le travail raisonné des auxiliaires respiratoires, la vie en plein air, les bains d'air comprimé, l'hydrothérapie et les bains sulfureux doivent aussi être libellés. Enfin, si l'on songe aux origines toxiniennes de l'asthme, à l'action des déchets nutritifs sur le sang et le système nerveux des asthmatiques, la dérivation intestinale nous apparaîtra comme l'un des éléments du succès, surtout chez l'arthritique. Et surtout, n'abusons pas de l'iodure. Notre époque est vraiment *iodomane*. J'ai vu l'iodure mettre les muqueuses en état permanent de congestion et d'hypersécrétion, causer des épistaxis et des hémoptysies, anéantir les forces, miner l'appétence, consommer l'amaigrissement, sans parler des menus dangers de cette drogue trop à la mode : coryza, larmoiement, pharyngite, acné, haleine fétide, etc... « *Uti, non abuti* », devise du thérapeute !

Nous devons aussi faire une petite place à l'asthme *rénal* ou *urémique*, qui succède à l'artério-sclérose et à la néphrite interstitielle. J'ai vu s'y enchevêtrer des crises d'*angor*, d'origine souvent coronarienne ; alors, la diagnose et la thérapeutique sont des plus épineuses. L'asthme urémique se traite par la diète lactée, le Sedlitz, les bains de vapeur sèche au lit. Les potions de pilocarpine sont, ici, précieuses par leur pouvoir dérivatif et vicariant sur les glandes sudoripares et salivaires. La pilocarpine élimine, au moyen de ces émonctoires, les substances toxiques; diminue les résistances cardiaques; soulage les reins, dont elle favorise la *restitutio ad integrum*; fait tomber, enfin, les engorgements et œdèmes, résultant d'un travail dépurateur iusuffisant. Outre ces avantages (que je qualifierai d'*étiologiques*), la pilocarpine possède aussi un pouvoir direct sur les bronches, dont elle apaise le spasme, grâce à une action expectorante et sécrétoire des plus utiles : le terminus critique de tout accès d'athme n'est-il pas l'expectoration?...

Il est une variété d'asthme fort curieux : c'est l'asthme des *foins*, « hay fever » des Anglais. Ce genre d'asthme atteint surtout les adultes arthritiques et névropathes de la classe riche et oisive, qui font bonne chère, présentent une nutrition retardante et des dispositions à la neurasthénie. Chez ces sujets, la muqueuse du nez se montre d'une sensibilité exquise : on constate aussi, parfois, la présence de polypes muqueux ou de déviations de la cloison nasale.

La cause provocatrice de l'accès est surtout le pollen des plantes (des graminées en général). Les poudres végétales odorantes, la poussière des chemins de fer et des routes, les émanations de certains animaux sont aussi à incriminer.

Mais l'asthme des foins est, le plus souvent, printanier, ce qui lui a mérité son nom : il coïncide, en juin, avec la fenaison et la floraison (coryza des roses), les rayons d'une vive lumière solaire, les émanations odorantes des fleurs. Parmi les poussières rurales, le pollen de l'absinthe romaine est principalement suspect.

On voit aussi les accès éclater en ville, sous

l'action des fumées d'asphalte et de tabac, ou bien des banales poussières urbaines.

On guérit l'asthme des foins, en modifiant la prédisposition spasmodique de la muqueuse nasale par le moyen de la cautérisation galvanique ou de l'électrolyse. S'il y a lieu, on procède aux interventions chirurgicales indiquées dans cette région. Matin et soir, les fosses nasales seront lavées avec un litre d'eau tiède, additionnée de 10 grammes de sel de cuisine et 5 de salicylate de soude. On éloignera les accès par des pulvérisations intranasales d'huile mentholée et cocaïnée, ou (plus commodément) par la poudre suivante, que l'on peut, constamment, porter sur soi dans une tabatière :

Magnésie lourde	10	grammes.
Benzoate de bismuth	5	—
Chlorhydrate de quinine. . .	1	—
Chlorhydrate de cocaïne. . .	0,10	—
Menthol.	0,15	—

M.

porphyrisez.

Il faut aussi traiter les yeux, assez souvent malades, et diminuer la susceptibilité générale du système nerveux, en donnant, avant chaque repas, 2 milligrammes d'arséniate de strychnine et 1 demi-milligramme de sulfate d'atropine.

On évitera la campagne au printemps et en été, la poussière des grands magasins et des routes, le grand vent, les odeurs fortes, l'action trop vive des rayons solaires, les voyages en express ou en automobile. J'ai guéri nombre de malades déjà par le traitement arsénical et ioduré, le régime alimentaire sévère, le séjour sur le littoral, les voyages en mer, les cures d'altitude. Ces prescriptions sont d'autant plus pratiques qu'il s'agit, le plus souvent, de malades riches et désœuvrés. L'ouate filtrante dans le nez, les chapeaux à large bord, les verres fumés coquilles sont aussi parmi les petites précautions à ne pas omettre. La médecine est souvent l'art des minuties.

Efferlen indique une manœuvre extrêmement simple qui permet de supprimer facilement l'éternuement — ce réflexe disgracieux est souvent pénible. Il suffit, au moment où l'on commence à percevoir le chatouillement caractéristique et prémonitoire, d'appuyer largement la phalangette de l'index sur un des côtés de la racine du nez, de manière à comprimer l'os propre et la caroncule. On laisse le doigt en place quelques secondes, temps suffisant pour amener la disparition du chatouillement. L'auteur a observé chez un malade atteint d'asthme des foins violent la suppression de l'éternuement qui ne lui laissait aucun répit. A chaque menace, le malade pratiquait la petite manœuvre sus-indiquée et la crise était évitée.

CHAPITRE XVI

LES TOUX NERVEUSES

Les toux nerveuses, appelées aussi toux *réflexes*, ne correspondent à aucune anomalie des voies respiratoires. L'examen le plus serré, l'auscultation la plus minutieuse ne décèlent rien de particulier ni dans le larynx, ni dans la trachée, ni dans les bronches, ni dans la plèvre. Et cependant, le malade est constamment secoué par une toux quinteuse, fatigante, rebelle. C'est le système nerveux qui se trouve en jeu : en général, il s'agit d'une irritation des filets du nerf pneumogastrique, ramifié, comme chacun le sait, dans les poumons.

La toux réflexe est pénible par son incessante répétition : elle n'aboutit pas à l'expectoration, qui est le résultat, la raison d'être de la toux ordinaire. Elle est influencée par la volonté, par les émotions : la volonté peut la faire cesser ou la suspendre, tandis que les émotions l'aggravent ou la provoquent.

Le toussotement nerveux n'est pas rare chez les hystériques et les neurasthéniques, dont les muqueuses sont souvent fort sensibles. J'ai vu des cas de ce genre inquiéter sérieusement l'entourage des malades, qui croient à l'invasion de la tuberculose. Chez les ataxiques, les épileptiques, les jeunes sujets atteints de la danse de Saint-Guy, etc., la toux réflexe peut aussi survenir : son point de départ est une irritation probable de la moelle cervicale. Schech (de Munich), a décrit aussi une toux nerveuse de la puberté coïncidant, chez les jeunes gens et les jeunes filles, avec l'excitation génésique.

L'oreille, le nez, le pharynx provoquent fréquemment la toux réflexe. Dans les affections du tube digestif, la toux est rare, si l'appareil hépatique est indemne. Mais la congestion du foie, les calculs biliaires, etc., procurent souvent la sympathie du réflexe glottique.

La toux réflexe de la grossesse est, parfois, une cause de fausse couche, surtout pendant les premiers mois : il n'est pas rare de la voir déterminer aussi des vomissements. La cessation des règles, les retards menstruels provoquent la toux, probablement par suite d'un déplacement du sang. Les femmes atteintes de métrite, de déviations utérines, souffrent souvent d'une sorte de spasme bronchique qui rappelle l'asthme nerveux ou même les quintes de la coqueluche. Les accès de toux et d'oppression sont précédés d'un picotement, d'un chatouillement à la gorge : la toux devient un besoin impérieux, obsédant, machinal et finit par déterminer un état congestif des voies respiratoires. C'est ainsi que le coryza simple s'irrite singulièrement par l'emploi abusif du mouchoir.

Il faut en conclure que la discipline autosuggestive doit briller au premier plan des agents curatifs de la toux réflexe. Le tousseur doit manœuvrer de manière à arrêter ses quintes d'instinct, d'abord, par une volonté énergique, qui ne tarde guère à devenir inconsciente. Certaines personnes prennent l'habitude réflexe de tousser, dès qu'une faible portion de leur peau nue se trouve en contact avec un courant d'air. La plupart du temps, cette toux n'a rien de fatal et peut être très bien retenue, tandis que, faute de faire intervenir l'action morale, elle aboutit à la bronchite et à l'emphysème. Nous sommes souvent les artisans de nos maux, comme le dit Ovide :

« Fortunæ miseras auximus arte vias ! »

Chez les névropathes, la cocaïnisation du nez et du larynx, la galvanisation de la moelle cervicale, constituent les traitements de choix, et passent immédiatement, comme importance, après la suggestion et le traitement psychique. Il faut, chez ces sujets, éviter les narcotiques, la morphine principalement, dont on connaît les graves périls. L'excellent sirop d'Aubergier et le valérianate de quinine

(0,40 par jour, en deux fois) m'ont fourni, dans plusieurs cas rebelles, d'excellents résultats, ainsi que les pulvérisations éthérées sur le rachis. Il faut aussi recommander la gymnastique respiratoire suivante : cinq à six fois par jour, le malade retient sa toux, fait une inspiration profonde et suspend, le plus longtemps possible, l'expiration.

Avant d'instituer le traitement, il faut, d'abord, s'assurer de l'origine extra-respiratoire de la toux : un bon symptôme diagnostique est la cessation des quintes pendant le sommeil, cessation qui n'a pas lieu en cas de lésion de la muqueuse aérienne. Il faut ensuite dépister la cause véritable ; chez les enfants, par exemple, ce sont volontiers les vers intestinaux, dont l'expulsion (ordinairement facile) est suivie de la sédation absolue du symptôme en litige.

Lorsqu'on soupçonne que la toux provient du tube digestif, il faut s'efforcer de décongestionner le foie par les lavements de saponaire froide, les cures alcalines, la potion au boldo et au salicylate. Je préconise aussi la révulsion de l'organe à l'aide de mouches de Milan. Chez un malade atteint de toux gastro-hépatique et traité inutilement (sous prétexte de malaria) par le sulfate de quinine et l'arsenic, prescrits par un de nos maîtres, traitement qui ne faisait guère qu'accentuer les quintes, j'ai donné, avec succès, le mélange suivant :

Eau chloroformée saturée . .	200	grammes.
Bromure de sodium	20	—
Menthol	2	—
Cocaïne	1	—

M.

3 cuillerées à café par jour (agiter).

En cas d'origine naso-pharyngienne, les lavages du nez au siphon de Weber, les pulvérisations phéniquées, les pommades et poudres à base de menthol et de cocaïne, constituent le traitement rationnel. Si les quintes surviennent par crises, on les combattra par le sirop suivant :

Sirop d'éther.	parties égales.
— de jusquiame	
— thébaïque.	

M.

à administrer par cuillerées à café.

De plus, avant chaque repas, on prescrira l'une des pilules :

Extrait de valériane.	0gr,20
Narcéine	0gr,01

M. pour une pilule.

J'ai calmé, maintes fois, des quintes, même chez les phtisiques, par le sirop et la pâte pectorales de Pierre Lamouroux.

La toux de la grossesse se guérit par le séjour au lit et l'emploi des gouttes suivantes, cinq à chaque quinte de toux :

Teinture de viburnum . . .	parties égales.
— d'hydrastis. . . .	
— de piscidia. . . .	
— d'adonis vernal. .	

M.

Certains auteurs conseillent aussi de porter sur le col utérin, avec le doigt, un peu d'extrait de belladone. Cette pratique est plus utile en cas de vomissements chez la femme enceinte. La toux gravidique, d'ailleurs, est souvent rebelle : il importe toujours d'analyser les urines, pour vérifier l'absence ou la présence de l'albumine.

La toux menstruelle se traite, comme l'angine menstruelle, par les pédiluves sinapisés, les ventouses lombaires, les injections chaudes ammoniacales, les préparations d'apiol et d'ergot de seigle. Lorsqu'il y a métrite, les pansements, injections, ainsi que le curettage des fongosités feront disparaître la cause de la toux. J'ai souvent, enfin, reconnu les avantages de soutenir le bas-ventre par une ceinture appropriée et de traiter la névrose habituelle par l'hydrothérapie et l'électricité.

CHAPITRE XVII

LA TUBERCULOSE PULMONAIRE

« Es ist eine alte Geschichte
Doch bleibt sie immer neu »

« GŒTHE. »

C'est, hélas ! une vieille histoire, qui reste toujours d'actualité.

L'hérédité joue un rôle certain, là comme ailleurs. On n'hérite guère, en vérité, de la tuberculose des parents : on apporte, en naissant, la prédisposition tuberculeuse. C'est surtout la mère malade, qui crée la candidature de l'enfant à la phtisie. On naît non pas tuberculeux, mais tuberculisable, c'est-à-dire marqué par avance pour la contamination bacillaire.

Les accidents scrofuleux de l'enfance mal soignée favorisent, au plus haut point, cette prédisposition, non seulement par la misère physiologique générale, mais aussi par l'insuffisance respiratoire liée à certains accidents locaux : hypertrophie des amygdales, tumeurs adénoïdes du pharynx, perméabilité nasale insuffisante, obstructions variées diminuant l'entrée de l'air respirable et plaçant les poumons dans un état d'infériorité, d'*inanition* d'oxygène, l'air étant la vraie nourriture des poumons : *pabulum vitæ*. Le poumon perd alors sa résistance vitale et se laisse envahir prématurément par les tubercules. Les traumatismes, fractures de côtes, contusions thoraciques violentes ou répétées, compromettent aussi la solidité pulmonaire : il n'est pas rare de trouver ces raisons accidentelles dans les origines de la phtisie.

Il n'y a pas que les poitrinaires qui donnent naissance à des enfants prédisposés. Les descendants d'alcooliques, de névropathes, de syphilitiques et, en général, de parents déprimés et déchus par la maladie, le vice ou la misère, sont, d'avance, stigmatisés par la tuberculose. Il est fréquent aussi de voir des grossesses trop rapprochées créer des produits de faible résistance.

16

Parmi les maladies personnelles qui ouvrent le chemin à la tuberculose, il faut citer la variole, le croup (surtout s'il y a eu trachéotomie, c'est-à-dire presque fatalement rétrécissement trachéal), la fièvre typhoïde intense et prolongée, la pneumonie et surtout la pleurésie, les bronchites et grippes répétées et graves; la coqueluche, que les anciens surnommaient *vestibulum tabis*, l'antichambre de la phtisie.

On reconnaît souvent le candidat tuberculeux au détraquement spécial de la nutrition, à la débilité corporelle, visible pour les moins informés. Aujourd'hui, grâce aux ressources infinies de l'hygiène et de la médecine préventive, on arrive à la conservation des êtres les plus malingres et les plus délicats. Mais le lymphatisme et l'*infantilisme* prennent le dessus, surtout si le surmenage, la geôle captive de l'internat, le manque d'air dans les écoles et les dortoirs calfeutrés, et plus tard, le service militaire, font évoluer une disposition latente et livrent au minotaure la proie qu'il guette depuis sa naissance. C'est sur le terrain lymphatique, mou et bouffi, au sang pauvre, que se greffe volontiers le tubercule. Un enfant prédisposé aux coryzas et aux rhumes, un adolescent à peau fine, à cheveux longs et soyeux, sourcils fournis, cils longs, dents blanches, mais peu résistantes, un jeune homme offrant cette joliesse gracieuse et languide que les Italiens nomment, si justement, *la morbidezza*, constituent des proies marquées, pour ainsi dire, d'avance. Les têtes longues et étroites, les faces jaunâtres, les chevelures vénitiennes (blond doré), les peaux semées de taches de rousseur, indiquent assez la prédisposition aux maladies de poitrine. Méfions-nons aussi, comme le disait Lugol, des adolescents qui n'ont point de désirs sexuels : cette sorte d'avortement de la puberté est souvent un signe précurseur de la tuberculose. La petitesse du cœur prédisposerait enfin à la phtisie, si nous en croyons Bouchard.

Les émotions vives ou prolongées (qui font, selon le mot vulgaire, du *mauvais sang*) influent, assez fréquemment, sur l'évocation de la virulence tuberculeuse. Les passions dépressives, l'effroi, la nostalgie, etc., créent, à coup sûr, certaines dispositions nervo-sanguines, favorables au rapide développement des colonies microbiennes dans les poumons. On a remarqué que la phosphaturie, ou diabète phosphatique, précède, assez souvent, l'invasion de la phtisie. Quant à la névrose hystérique, elle semble augmenter plutôt la résistance à la tuberculose. Tous les praticiens observent que les affections respiratoires offrent, généralement, chez l'hystérique, une durée fort longue, avec des intervalles de rémission inespérée.

Il y a grand intérêt pratique à savoir reconnaître, dès le début, la germination de la phtisie, afin de pouvoir appliquer au sujet les correctifs de l'hygiène bien comprise, capables de prévenir la confirmation des lésions.

Plus nous sommes rapprochés de la période initiale d'éclosion tuberculeuse, plus l'initiative médicale est nettement et utilement curative.

Or, les débuts sont, fréquemment, très sournois : la phtisie est, hélas ! un mal qui mord sans aboyer. Elle débute volontiers par des troubles digestifs, la perte d'appétit, les pesanteurs et les crampes d'estomac, les flatulences, les régurgitations acides, tous symptômes d'une banalité désolante. Ce qui est plus caractéristique, c'est une petite toux sèche, provoquée par l'ingestion des aliments. Cette toux entraîne des vomissements sans état nauséeux préalable. Cependant, la langue reste bonne, l'intestin accomplit ses fonctions à peu près normalement. Comme conclusion, soignons l'estomac, qui nous révèle aussi insidieusement (parfois plusieurs semaines avant le crachement de sang), la gravité possible d'une situation. L'estomac, c'est l'ancre de salut du poitrinaire : *entourons-le de soins pieux.*

C'est ordinairement au sommet gauche des poumons qu'apparaissent les premiers symptômes d'auscultation annonciateurs de l'échéance morbide. C'est une diminution du murmure vésiculaire (bruit respiratoire), une prolongation de l'expiration, un bruit de froissement pulmonaire avec quelques légers craquements. Tous ces symptômes dénotent la déchéance de la capacité thoracique. Examinée au spiromètre, cette capacité a perdu au moins un demi-litre sur trois. D'ailleurs, la mensuration de la poitrine décèle une envergure insuffisante : le périmètre thoracique doit être, pour rester dans la normale, égal au moins à la demi-taille du sujet et nous constatons parfois, chez le tuberculeux, dix à quinze centimètres de moins. Nous observons, en même temps, la sensibilité à la percussion et la maigreur des régions scapulaires (*scapulæ alatæ* des anciens, *omoplates ailées*). Le pouls tressaute, la pression artérielle est diminuée ; le cœur est agité de battements rapides, transmis, parfois, jusque sous les clavicules par l'induration du tissu pulmonaire.

La température du corps est souvent déséquilibrée et l'on attribue trop facilement à la neurasthénie (qui a, aujourd'hui, bon dos) les troubles nerveux qui résultent de ces accès de fièvre légère intermittents. Les règles se détraquent et se suppriment chez la femme. Enfin, l'examen radioscopique (rayons X ou de Rœntgen) pratiqué par un spécialiste capable de lire son épreuve et d'en tirer les conclusions, montre non seulement des diminutions de clarté dans l'image du sommet, mais aussi l'abaissement mi-latéral du diaphragme et l'engorgement des ganglions trachéo-bronchiques, signes avérés de la tuberculose.

Nous possédons encore des moyens de diagnostic plus efficaces dans les cas douteux. C'est, d'abord, la réaction fébrile obtenue par le moyen des injections de sérum tuberculeux (tuberculine de Koch) ou même par les injections de sérum artificiel. Cette méthode peut être dangereuse et verser parfois de l'huile sur le feu des lésions. Je préfère, de beaucoup, l'administration interne de l'iodure de potassium à la dose d'un gramme par jour, comme je l'ai vu souvent donner par G. Sée. Après deux ou trois jours, l'odure agissant comme congestif, les tuberculeux latents présentent au sommet des râles très nets à l'auscultation. Cette méthode est sans aucun danger. Elle présente même certains avantages chez les sujets lymphatiques. Elle favorise, d'ailleurs, l'expectoration, ce qui nous permet la recherche micrographique du bacille caractéristique dans les crachats.

L'examen des urines, montrant la déminéralisation des tissus; l'analyse du chimisme respiratoire (Robin-Binet) montrant la constance de l'élévation des échanges, terrain de la future consomption, même avant l'invasion des symptômes, constituent des méthodes beaucoup moins certaines. Murat signale aussi, comme signe précoce, les vibrations du poumon, par retentissement vocal : c'est une répercussion dont certains malades ont parfaitement conscience, lorsqu'ils viennent à élever la voix. Elle trahit l'infiltration tuberculeuse, avant que l'oreille de l'homme de l'art ait pu la pressentir nettement.

Letulle dit qu'on assiste, parfois, chez le phtisique, au début, à une floraison intensive des facultés intellectuelles, à une mise en branle de tous les ressorts de l'esprit. Cette excitation psychique contraste avec la décroissance des forces physiques, la pâleur des traits, l'amaigrissement, la profonde anémie, Le phtisique a la tête agitée de projets : il subit l'étrange excitation d'une poussée vitale excessive ; il manifeste une ardeur insolite à se dépenser, comme si (*intus et in cute*) il ruminait en lui la devise germanique : *Kurz und gut !*

Mais, à cet état d'éréthisme remarquable, succède bientôt une phase de dépression, de tristesse irritable, d'égoïsme parfois féroce, d'avare ténacité à prolonger les jours qui lui sont comptés. Ce n'est que tout à fait à la fin de la maladie, que l'on verra réapparaître l'*euphorie*, dans une sorte de délire ou de semi-démence donnant l'illusion de la santé au malheureux qui touche à sa tombe ! Quant au charme romantique de la dame aux camélias, il comporte, dit Barrès, une rude explication : la tuberculine renferme une des substances aphrodisiaques les plus puissantes que l'on connaisse.

Certaines races sont prédisposées à la tuberculose : les nègres, principalement, lorsqu'ils sont transplantés hors de leurs pays. D'ailleurs, les pays palustres sont rarement des pays de phtisiques. Parmi les professions qui paient au fléau le plus dur tribut, citons, d'abord, la profession militaire, par suite de l'émigration ruro-urbaine, de l'agglomération dans le milieu confiné et vicié des casernes, du surmenage physique et de la dépression mentale. La contagion par le crachat s'opère, à merveille, dans ces conditions prédisposantes. Les professions à poussières, celles ou manquent l'aération et la lumière (concierges, boutiquiers, cavistes, cuisiniers), les logements, ateliers, bureaux, industries insalubres, etc., sont décimés par la tuberculose urbaine. Comme le dit le poète des gueux :

> Tousse, tousse, tousse encore
> Oh ! le rauque et dur accord
> Qui ricane !
> Le clairon, large et profond,
> Sonne, pour ceux qui s'en vont,
> La Diane !

C'est surtout la gymnastique respiratoire qui donne au poumon toute son amplitude. Faute de la ventilation nécessaire, les sommets de ces organes s'atrophient, manquent de nourriture et le tubercule s'y installe, bientôt, en maître. Air, lumière, aliment : tel est, nous le verrons, le trépied prophylactique de la phtisie. Mais l'oxygène et le soleil sont les deux plus grands médecins, lorsqu'il s'agit de réaliser l'asepsie du poumon. C'est l'inanition d'air, surtout, qui crée les invalides respiratoires. L'agglomération des hommes, disait le marquis de Mirabeau, engendre la pourriture, comme celle des pommes.

Certaines conditions physiologiques accélèrent aussi la confirmation de la tuberculose. Au premier rang, figure la grossesse, surtout néfaste chez les femmes très jeunes dont le développement est incomplet, ainsi que chez les ouvrières surmenées de travail et débilitées par la pauvreté. On ne saurait trop interdire le mariage précoce des jeunes filles délicates.

J'ai vu pourtant (comme beaucoup de mes confrères) le travail utérin suspendre, momentanément, la consomption pulmonaire. Mais ce n'est que pour lui faire doubler les étapes après l'accouchement. C'est par une sorte de *dérivation* naturelle que la grossesse peut jouer ce rôle suspensif, bien connu, d'ailleurs, des anciens. Quant à l'allaitement, son influence est toujours désastreuse, pour accélérer les dispositions tuberculeuses de la mère : et, comme le lait est souvent, alors, aussi néfaste à l'enfant, le médecin aura généralement pour devoir d'interdire sévèrement la lactation maternelle.

Les tuberculeux étant de véritables usines de germes morbides (puisqu'un seul peut expectorer, journellement, dans les sept milliards de bacilles !) il faut redouter, jusqu'à un certain point, le contage dans les familles. Pflügge affirme même que les bacilles peuvent s'inoculer par les gouttelettes entraînées de la bouche du malade, pendant qu'il respire, parle ou tousse. Mais l'hypothèse des *poussières* est beaucoup plus plausible ; la contagion s'opère principalement par les crachats desséchés, par les bacilles disséminés et soulevés dans l'air. Les moustaches et la barbe des phtisiques sont souvent des agents de recel microbien ; les parquets, les meubles (surtout dans les bureaux et ateliers) ; les voitures, wagons, mouchoirs, crachoirs à sciure, etc., offrent les plus grands périls infectieux, de tous les instants. En résumé, « *tous sommes soulz coutel mortel,* » comme dit, en son *Testament*, notre vieux poète Villon.

Mais il faut aussi, pour la contagion maritale ou familiale, des conditions biologiques de terrain : il ne s'agit donc pas d'une maladie infectieuse à évolution fixe, mais d'une *virulence*, où la misère physiologique joue le rôle capital. C'est ce qui rapproche singulièrement (comme le voulaient les anciens) la tuberculose des maladies *constitutionnelles*. C'est ce qui justifie également, le triomphe des méthodes curatives attelées au réveil de la vitalité et de la nutrition. Une maladie infectieuse bien guérie ne récidive guère : la guérison assure même presque toujours l'immunité pour l'avenir. Au contraire, le tuberculeux guéri reste un *prédisposé* : il conserve toujours quelques bacilles, tapis à l'état latent et disposés à se réveiller sous l'action d'infractions à l'hygiène ou de fléchissement dans l'énergie de la santé recouvrée.

On devrait aussi insister davantage sur l'hygiène des écoles, où la phtisie se propage par les élèves et professeurs tuberculeux. La complicité favorable de l'organisme (ou *réceptivité*) se rencontre surtout, en effet, chez les enfants chétifs, misérables graines entachées de tares héréditaires ou congénitales (telles que l'exiguïté thoracique, l'imparfait développement du cœur, l'infériorité nutritive et calorimétrique). L'intrusion bacillaire présente alors la plus grande gravité chez ces jeunes rejetons, qui ont apporté en naissant une moindre résistance, un capital vital insuffisant.

Il faut, d'ailleurs, tenir en suscipion tous les locaux où un nombre exagéré d'individus vivent dans un espace restreint; la connivence de l'organisme existe toujours, pour une certaine partie de ces individus, victimes désignées d'avance. D'après le Dr Cuq, si les enfants sont plus souvent atteints que les adultes, c'est surtout grâce à la contamination par le baiser et aux parcelles virulentes dont cette caresse se fait trop souvent le véhicule. Il y a assurément du vrai dans cette interprétation.

A côté de la contagion par l'atmosphère (voie pulmonaire), la contagion par les aliments (voie digestive) n'a pas une bien grande importance. Cependant, il est toujours bon de ne point consommer cru du lait dont on ignore la provenance et de toujours bien faire cuire les viandes. De plus, les gouvernements ont le devoir de continuer la saisie des viandes tuberculeuses, jusqu'à ce que la question de transmissibilité soit nettement résolue. Car l'identité de la tuberculose des bovidés et de la tuberculose humaine n'est pas encore absolument parole d'Évangile.

Les débuts de la phtisie se caractérisent par une lassitude insolite au moindre effort, l'oppression, la sensation de fièvre : le malade ne se trouve bien qu'au lit. L'auscultation et l'examen approfondi du sujet montrent les premières lésions : mais, à cette période, nul ne peut prédire quelle sera l'évolution de la maladie ; si elle doit procéder par une poussée promptement mortelle, ou bien par plusieurs atteintes récidivantes ; ou bien encore guérir, après une marche torpide. En d'autres termes, les maladies de poitrine ne suivent pas un cycle déterminé à l'avance. Beaucoup de tuberculeux restent méconnus, parce qu'ils conservent leurs forces et leurs apparences ordinaires, en dépit même de l'étendue de leurs lésions.

L'examen bactériologique des crachats, au début de la phtisie, donne rarement des résultats concluants : ou bien, les crachats sont rares, ou bien ils ne renferment que les microbes du catarrhe plus ou moins purulent (streptocoques, staphylocoques, etc.) qui noient, en quelque sorte, les bacilles spécifiques. Il existe, d'ailleurs, des formes abortives, scrofuleuses, de courte durée, désignées parfois sous le nom de *lupus* du poumon et donnant lieu à un unique crachement de sang. Il existe aussi des formes pleurétiques sèches, à lésions très localisées et peu extensibles.

B. Martin a récemment étudié le phtisique gras, ce paradoxe ambulant! Le repos et l'alimentation surabondante sont, avec l'absence de fièvre, les agents conservateurs de l'embonpoint chez les tuberculeux arthritiques, à nutrition ralentie : les lésions les plus ulcéreuses et les plus étendues s'enkystent, chez ces malades, dont la phtisie reste floride et longue à évoluer. Le phtisique gras, lymphatique, à réactions très mitigées et à allure torpide, fait bon ménage avec ses bacilles, contre lesquels son adiposité semble le protéger. Le bœuf gras, que l'on abat après la promenade urbaine traditionnelle, est souvent reconnu porteur de lésions pulmonaires avancées. Sevestre a, de même, observé la phtisie, il y a quelques années, chez un enfant que son embonpoint et son séduisant aspect avaient fait couronner récemment dans un concours de bébés. Moralité du poète :

Méditons bien ces faits, pour avoir la prudence
De ne jamais juger les gens sur l'apparence !

* * *

C'est au sommet des poumons, et généralement à gauche, que se manifestent les tubercules. On peut distinguer, dans leur évolution, deux périodes : celle de crudité et celle de ramollissement. Dans la première période, la toux et l'expectoration n'ont pas grand caractère ; il y a, parfois, des crachements de sang, un peu d'oppression. L'auscultation accuse : la diminution de la capacité thoracique; des souffles bronchiques· des froissements de la plèvre ou des craquements secs. A la deuxième période, la toux devient plus fréquente, les crachats prennent les caractères purulents, déchiquetés, *nummulaires*. La faiblesse et la maigreur deviennent inquiétantes; les règles se suppriment chez la femme ; les digestions sont mauvaises; l'enrouement et l'aphonie, la soif, les sueurs nocturnes, la fièvre hectique, la diarrhée, le gonflement œdémateux des extrémités, précèdent le marasme final. Tels sont les symptômes habituels. A l'auscultation, les *cavernes* pulmonaires (ulcères des poumons) se traduisent par de gros râles, des gargouillements, la respiration amphorique, le bruit de *pot fêlé*, etc., rendant le diagnostic facile.

La mort du phtisique s'opère par consomption, par asphyxie (infiltration laryngée, pneumothorax), par hémorragie pulmonaire foudroyante, ou bien encore par complications tuberculeuses du côté des méninges ou du péritoine.

La marche du mal est, d'ailleurs, des plus variables et ses rémissions sont, parfois, prodigieuses. On voit des formes de phtisie évoluer en quelques semaines et d'autres durer trente ou quarante ans ! En moyenne, la durée de la phtisie vulgaire oscille entre un et trois ans. La forme aiguë ou galopante n'est généralement pas ulcéreuse : le tubercule reste alors à l'état *miliaire* (grains de millet) ou granuleux (on appelle souvent cette forme *granulie*), tandis que la forme commune, chronique, ulcéreuse, est celle qui élimine peu à peu, par ulcération, le tissu du poumon. On dit vulgairement que le malade *crache ses poumons.* Parfois, les foyers purulents ou cavernes se rompent et s'ouvrent dans la plèvre, y déversant le contenu de l'excavation pulmonaire : on a alors *l'hydro-pneumothorax.*

L'examen microscopique[1] des crachats ne permet pas seulement d'y trouver les bacilles de Koch, caractéristiques, mais aussi les fibres élastiques, annonciatrices de la destruction des alvéoles. L'analyse des urines montre aussi, dans ces cas, l'élimination d'une notable quantité de chlorures et de phosphates. Les signes prémonitoires de la mort, dans la phtisie, sont : la chute des cheveux (Hippocrate), la diarrhée incoercible, l'albuminurie abondante, les crachats analogues à de la purée de pois, les gargouillements thoraciques et le bruit dit *de friture* à l'auscultation.

Un des caractères singuliers de la fièvre hectique des tuberculeux, c'est d'être bien mieux perçue par le médecin que par le malade, qui n'éprouve qu'une sensation de chaleur fébrile peu marquée. Quant aux sueurs, elles restent souvent limitées au thorax. La diarrhée est séro-bilieuse et s'accompagne rarement de coliques : elle est due surtout à des troubles de la fonction du foie et, fréquemment, à la dégénérescence graisseuse de cet organe.

Parfois, les ganglions bronchiques se trouvent engorgés chez les phtisiques et cette *adénopathie* comprime le nerf pneumogastrique : de là, grande oppression, quintes de toux incessantes, vomissements fréquents, palpitations et fréquence anormale du pouls. L'asphyxie tuberculeuse rapide, sorte d'accès *d'asthme aigu*, rapidement mortel, semble avoir cette origine ganglionnaire.

Les amygdales sont souvent touchées par la tuberculose, puisqu'on les considère, volontiers, aujourd'hui, comme la porte d'entrée la plus redoutable du bacille. Méfions-nous des jeunes gens à grosses amygdales : instituons, chez eux, le traitement médico-chirurgical approprié et nous fermerons ainsi l'un des principaux affluents de la phtisie pulmonaire.

La phtisie laryngée est une complication fréquente de la phtisie pulmonaire et n'existe guère sans elle. La voix est d'abord voilée et rauque, puis *pluritonale* (dysphonie) et, à cette période, la toux devient très fatigante, *éructante* (semblable à un *rôt* étouffé) ; le malade avale avec douleur, il souffre dans les oreilles, etc.

Les personnes sujettes *à s'enrhumer facilement*, se plaignant d'essoufflements, de douleurs intercostales, d'enrouement, d'amaigrissement, sont toujours suspectes de tuberculose ; il faut examiner leur poitrine avec le plus grand soin, sous peine de nous laisser déborder par les avant-coureurs silencieux et d'assister bientôt, impuissants, à l'effondrement progressif de l'organisme. La curabilité complète ou même la guérison temporaire de la phtisie n'est possible que par un traitement commencé de bonne heure et longuement continué. L'amélioration décisive se reconnaît à la suppression des signes à l'auscultation, des bacilles dans les crachats et de la fièvre hectique (symptôme *cardinal* de la phtisie). Méfions-nous, surtout, des apparentes améliorations : elles sont souvent trompeuses. La mort aime à dissimuler ses coups et la phtisie cherche à étonner par des retours imprévus, très fréquents, surtout à l'occasion d'une grippe, d'une bronchite.

Les sueurs sont toujours l'indice de l'état de faiblesse et coïncident, fréquemment, avec la désagrégation du tissu pulmonaire, avec la fièvre tenace, l'amaigrissement musculaire et la perte des forces, les troubles de nutrition des ongles (*ongles hippocratiques*) et de la peau. Cette dernière présente un état de moiteur très pénible, qui gêne souvent la cure d'air en faisant risquer des refroidissements aux malades. Nous aurons à insister, du reste, sur le traitement des sueurs chez les tuberculeux.

Les accidents intestinaux des phtisiques abrègent souvent leur existence si précaire. La diarrhée devient, on le sait, à peu près constante, à partir du moment où suppurent les cavernes : c'est un accident *septicémique*, lorsqu'il n'est pas lié à des tubercules intestinaux. La diarrhée coïncide presque toujours avec les troubles digestifs et les aggrave. Les malades perdent souvent, par les selles, des mucosités, parfois du sang et toujours de grandes quantités de sérum sanguin : ces déperditions les débilitent notablement et les amaigrissent, par les entraves que l'entérite apporte, sans cesse, à la digestion, à l'assimilation et à la nutrition, et par les troubles de foie, du rein et du système nerveux qui en dérivent. L'infection intestinale par les crachats déglutis et la suralimentation, qui fatigue le tube digestif, sont les deux grandes causes *évitables* de la diarrhée des phtisiques.

L'accélération excessive des battements du cœur (tachycardie) existe surtout chez les phtisiques nerveux très débilités musculairement parlant. C'est un mauvais symptôme, indicateur d'une marche rapide, dû qu'il est à la grande virulence des toxines. Le danger de la mort par syncope n'est pas négligeable, chez ces malades, qui doivent éviter le grand air et la grande lumière solaire et renoncer à tous les poisons du cœur : vins fins, alcool, thé, café, kola, tabac, etc., ainsi qu'aux exercices corporels trop prolongés et trop répétés et à une alimentation trop forte ou trop lourde.

La phtisie galopante brûle les étapes. Elle débute par une bronchite banale et sournoise, avec amaigrissement rapide et poussées successives localisées aux sommets des poumons. Souvent, d'ailleurs, l'état aigu est greffé sur un état chronique latent et auquel on n'avait prêté qu'un attention insuffisante. La forme catarrhale et la forme suffocante de la phtisie aiguë ne sont pas rares : mais c'est le plus souvent la forme *typhoïde* que revêt la *granulie.* Lorsque le malade échappe à la phtisie galopante (ce qui n'arrive guère qu'une ou deux fois sur cent), c'est généralement pour retomber dans la phtisie commune. Un mois à six semaines, au plus : telle est la durée ordinaire de la tuberculose à l'état aigu.

*
* *

Comment lutter contre la phtisie ?

« Le meilleur remède contre la maladie, a dit le Dr Lapalisse, c'est de se bien porter. » C'est pour en arriver à cet axiome final que les savants ont disputé et ergoté, depuis vingt ans, dans tous les congrès et académies où l'on a traité de la tuberculose. Actuellement, la prophylaxie tuberculeuse se résume, en effet, en ces termes : maintenir l'organisme en son état normal ou physiologique; *fortifier* le terrain affaibli ou déprimé; fournir à l'être humain le *maximum* d'air, de lumière, d'alimentation réparatrice. Les maladies de poitrine établissent, en effet, leur triomphe sur l'*invalidité :* celle-ci, lorsqu'elle n'est pas congénitale, résulte de nos incessantes infractions à l'hygiène et aux lois de la nature. Si la tuberculose n'était puissante que par la contagion de son microbe (ainsi que le croient encore quelques outranciers *bacillomanes*), il y a beau temps que notre pauvre race humaine serait exterminée..., depuis plus de N mille ans qu'il y a des hommes, et qui toussent !

D'ailleurs, puisque bacille il y a, puisqu'on en trouve même des milliards dans une expectoration, avouons donc notre impuissance, fort compréhensible, à détruire ces infiniment petits : *ils sont trop !* Efforçons-nous d'annihiler les effets du microbe tuberculeux, d'empêcher sa culture, par le moyen de la *cure d'air* et de la *suralimentation*, puissants antagonistes de la déchéance pulmonaire. Stimulons la nutrition normale, exaspérons la vitalité physiologique : c'est ainsi, et seulement ainsi, que nous pouvons éloigner, chez les prédisposés, l'aptitude à contracter la tuberculose. Car le mal est toujours précédé d'une période préalable ou initiale d'affaiblissement, qui ouvre les portes à l'infection et livre les clefs de la place d'armes à la cohorte innombrable des infiniment petits. La prédisposition, c'est le vase trop plein, qu'une goutte fera déborder. On ne meurt phtisique que lorsqu'on le veut bien ; le mal étant toujours précédé de sa carte de visite, il dépend de nous de le recevoir !

C'est à l'éducation par la famille, l'école, l'atelier, etc., de réaliser un *modus vivendi* de civilisation hygiénique, qui n'existe encore, à l'heure où j'écris, qu'à l'état de rêve ; d'enseigner partout la propreté minutieuse, la nécessité indispensable d'un air pur et sans cesse renouvelé, la haute importance d'un bon fonctionnement digestif ; l'implacable proscription de l'alcoolisme, père de la misère sociale et de la misère physiologique, etc. C'est ainsi que nous organiserons la prophylaxie de l'individu. D'autre part, c'est à nos gouvernants qu'incombe le devoir d'organiser l'atténuation de la pauvreté, la suppression des logis insalubres, l'émigration urbi-rurale des sujets anémiques, scrofuleux, lymphatiques, pâles et tristes descendants de parents tuberculeux ; condamnés à mort dès leur naissance, s'ils persistent à vouloir mener l'existence insalubre et citadine de leurs ascendants. Prévoir l'avenir est un jeu pour le médecin observateur : l'avenir n'est-il pas un passé qui recommence?

Tout enfant marqué par l'hérédité doit être, d'abord, soustrait aux foyers contagieux des grandes agglomérations, pour mériter les bienfaits de ces grands modificateurs : le grand air, le soleil, la nourriture riche en phosphates naturels. On l'endurcira contre le froid, *à teneris unguiculis*, par les frictions, l'eau froide, l'exercice à l'air libre. L'enfant franchement scrofuleux guérira souvent par le séjour de plusieurs années au bord de la mer : c'est ainsi que les hôpitaux et instituts marins sont de véritables paratonnerres contre la phtisie, la scrofule étant, pour nous, le meilleur fumier fertilisant pour les germes microbiens de la tuberculose. Suivant l'énergique expression de Letulle : *Centrifugeons les rabougris !* Tel doit être le refrain de la Marseillaise anti-tuberculeuse.

L'aérothérapie agit, d'ailleurs, directement, en redressant la fonction pulmonaire anormale, entravée ou atrophiée. En réveillant l'énergie de cette fonction ; en combattant l'aplatissement et l'étroitesse de la cage thoracique, l'air est le puissant libérateur des voies respiratoires. Lorsqu'il est de bonne qualité (c'est-à-dire dûment *ozonisé*, exempt de poussières, d'humidité excessive et de ferments organiques), il constitue le véritable aliment des poumons, en même temps que le meilleur régénérateur du globule sanguin et de toute l'économie. Ainsi voit-on, chez les sourds-muets, les exercices d'articulation raviver l'activité pulmonaire, la force et la santé et éloigner, comme l'a vu Itard, de la poitrine fortifiée, les causes de mort que le silence y avait introduites.

Excitons donc l'appétit respiratoire, forçons le déplissement alvéolaire et nous apporterons, aussitôt, dans le fonctionnement du cœur, des poumons et de la nutrition, un supplément incroyable de force, d'énergie et de bien-être. De tous les modes de prévention tuberculeuse, celui par l'air est assurément le meilleur. Chacun sait les ravages causés par la phtisie chez les prisonniers, chez les nonnes claustrées dans leur cellule conventuelle, etc., etc. — Laënnec fut, jadis, médecin d'un couvent de religieuses cloîtrées, dont il vit, plusieurs fois en dix ans, se renouveler la communauté, fauchée par la phtisie. C'est pour une raison analogue que nous constatons les ravages de la phtisie beaucoup plus étendus à Paris qu'à Londres. Londres n'a que deux fois la population de Paris, avec une superficie cinq fois plus grande : l'agglomération y est donc beaucoup moins dense et l'air respiratoire beaucoup plus pur, grâce aux bienfaits de ses admirables parcs, véritables usines d'oxygène atmosphérique. Malheureusement, il manque au climat londonien ce grand arbitre de la santé humaine : Mgr le Soleil !

Notre devoir médical est aussi de supprimer, chez les jeunes organismes, les obstacles et imperfections qui peuvent exister dans les premières voies respiratoires et susceptibles d'inférioriser le poumon, de le placer, en quelque sorte, en état d'inanition. Grosses amygdales, végétations adénoïdes du pharynx, déformations du nez ou épaississement de la muqueuse de cet organe : toutes ces affections du jeune âge, à tort considérées, parfois, comme négligeables, se traduisent, à la longue, par des troubles du rythme pulmonaire, l'insuffisante ventilation du poumon, l'arrêt de développement du thorax, — en un mot, par l'incapacité respiratoire. Il ne suffit pas de placer ces sujets dans un air pur : il faut, par des soins et interventions providentielles, les mettre en état d'en profiter. Autrement, c'est comme si nous donnions à la Vénus de Milo l'autorisation de se moucher, sans lui rendre, préalablement, ses bras perdus.

N'oublions pas, non plus, que certains états morbides, comme la rougeole et la coqueluche, et même certaines situations physiologiques, comme l'accouchement, augmentent la réceptivité de l'organisme pour la tuberculose. Sachons aussi qu'elle peut, exceptionnellement, pénétrer par des plaies ou éruptions de la peau, des dents malades, des ganglions engorgés, des amygdales enflammées... C'est pourquoi la propreté aseptique de nos téguments et de nos cavités naturelles, les bains et les frictions, les lotions buccales, la désinfection systématique du nez et de la gorge, constituent d'excellentes mesures préventives contre la tuberculose, dont on ne saurait trop prêcher la minutie et la fréquence aux hygiénistes.

Mais les deux voies principales de pénétration sont le poumon et l'intestin. Comme il a été, bien et dûment, prouvé que l'air expiré par un phtisique ne contient jamais de bacilles de Koch, il faut charger uniquement de tous les dangers le *crachat*, soit à l'état liquide, soit à l'état de poussière desséchée. Le crachat, voilà l'ennemi ; surtout à la période de suppuration caverneuse, il est le véhicule d'innombrables bacilles. C'est pourquoi, il est indispensable de recueillir et de détruire toutes les expectorations suspectes ; de laver assidûment les parquets, les meubles et les murs, dans les locaux où peuvent séjourner les tuberculeux, c'est-à-dire tous les lieux publics et bon nombre d'habitations privées. La propreté, c'est l'idéale prophylaxie pour tous les maux !

Mais l'ubiquité des germes rendant assez illusoires les mesures d'hygiène publique contre la contagion de la phtisie, l'extinction de la tuberculose demeure un problème destiné à faire pendant à l'extinction du paupérisme (dont la tuberculose n'est souvent, d'ailleurs, que le corollaire) ; autant chercher la quadrature du cercle ! Mais on peut toujours sortir les déprimés (et surtout les enfants, plus prédisposés que les adultes) de l'influence néfaste *directe* d'un milieu contaminé. On peut toujours empêcher le tuberculeux d'être un fléau public, en lui enjoignant de tenir sa main ou son mouchoir devant sa bouche, lorsqu'il tousse et d'expectorer toujours dans un crachoir à eau. Ce sont là d'indispensables prescriptions ; elles sont, en somme, aisées à suivre pour le phtisique soucieux de ne pas compromettre la santé de sa famille et l'existence de ses proches. Et, malgré l'égoïsme révoltant de certains malades, j'aime à croire, que l'on peut, généralement, obtenir l'obéissance à ces *desiderata* de l'hygiène la plus élémentaire. Mais il faut insister.

Il faut aussi antiseptiser et laver, sans les laisser traîner, les linges, effets, vêtements et ustensiles, souillés par les phtisiques. On recommandera à ces malades de faire lit à part et d'éloigner les enfants de leurs chambres à coucher. La contagion par les sécrétions pulmonaires sera ainsi réduite à son *minimum*.

Pour ce qui est de la porte d'entrée intestinale (c'est-à-dire *alimentaire*), on a reconnu, aujourd'hui, unanimement (après dix ans d'exagérations fâcheuses de doctrine), que les dangers de contamination tuberculeuse par les viandes sont excessivement restreints, ceux du beurre et du fromage à peu près nuls. Reste le lait, qu'il est fort prudent de faire bouillir, pour peu qu'on soit dans l'ignorance ou dans le doute sur sa provenance.

Ces précautions prises, on s'efforcera de réveiller, chez le prédisposé, toutes les énergies de la nutrition, par le moyen d'un régime alimentaire aussi riche, aussi copieux, aussi varié que possible. Nous reviendrons bientôt sur ce point important, lorsque nous traiterons de l'alimentation du poitrinaire.

Cela nous entraînerait bien loin de passer en revue les modalités de la prophylaxie tuberculeuse, considérée dans les diverses positions sociales. Le service militaire, toutefois, est une grande cause de contamination, dont l'importance pourrait être diminuée par diverses mesures. La principale consisterait à prononcer la réforme définitive des poitrinaires, avant l'apparition de la deuxième période, c'est-à-dire de la phtisie ouverte, dont les crachats sont si dangereux. La suppression de l'alcool dans les casernes, l'hygiène et la police sanitaires des chambrées confiées au commandement, l'abolition d'un surmenage inutile et d'une alimentation souvent défectueuse, amélioreraient, accessoirement, la salubrité du milieu militaire, qui laisse actuellement encore tant à désirer.

Les chefs d'industrie, directeurs de grands magasins, instituteurs, gros bonnets administratifs, etc., devraient aussi comprendre qu'ils ont le devoir d'évincer les tuberculeux, dangereux pour les gens sains, ainsi que de veiller au nettoyage rationnel et antiseptique des locaux ; notamment, ils devront faire impitoyablement la guerre aux poussières et surtout au balayage *à sec*, qui soulève ces semailles de mort ! « Mort au balai et au plumeau », tel doit aussi être le mot d'ordre des théâtres, salles de réunion, églises et, en général, de tous les endroits publics.

A l'hôpital, la consigne devrait être d'éviter, à tout prix, la promiscuité entre les poumons *ouverts* et les poumons *fermés*. Le plus simple serait de créer des pavillons séparés pour les phtisiques qui suppurent, en attendant que les ressources financières de l'Assistance permettent l'exode de tous ces malades vers des *sanatoria* appropriés ; exode bienfaisante, pour eux autant que pour la collectivité. Surtout, on ne devrait jamais diriger aucun tuberculeux sur les asiles de convalescence destinés à d'autres catégories de malades ou à des enfants. Il serait urgent, enfin, d'améliorer le corps des infirmiers, par le moyen d'une paye plus haute et d'un plus soigneux recènsement. Le tribut versé au minotaure par ces malheureux s'en allégerait sûrement.

Dans les écoles, lycées, collèges, il devrait être expressément défendu de cracher à terre et de balayer à sec. Les parents devraient être obligés à reprendre chez eux leurs enfants atteints de tuberculose sécrétante. On devrait aussi mettre les enfants prédisposés à l'abri des coups de froid, du froid aux pieds, ainsi que de l'action trop directe des rayons solaires. On se méfiera toujours, avec raison, des volumes de bibliothèques publiques, fréquemment souillés par les quintes de toux et constituant une véritable réserve bacillaire. La désinfection et même la combustion s'imposent pour tous les volumes suspects.

Disons, enfin, que les selles des tuberculeux peuvent être aussi périlleuses que les crachats.

Des expériences récentes n'ont-elles pas montré, péremptoirement, que le bacille de Koch peut, sans altération, faire la traversée de l'intestin et se propager, ensuite, par les matières fécales non désinfectées? Ce mode de contagion est fort possible à la campagne, dans les milieux hospitaliers et chez les blanchisseurs surtout, qui se trouvent généralement aux premières loges pour toutes les prédispositions d'ordre épidémique.

*
* *

Nous en avons assez dit au sujet de la contagion, qui, en somme, est rarement prise sur le fait. Notre but est de crier gare surtout pour les candidats à la phtisie, les bien portants ayant, en somme, peu à craindre de la transmission d'une maladie qui n'est, heureusement, ni la peste, ni la variole. En admettant même la malignité virulente de certaines sécrétions bacillaires, il est hors de doute qu'il existe des terrains *anti-tuberculeux*, c'est-à-dire réfractaires, opposant au microbe un solide *veto*, un *Sésame* incrochetable, même avec effraction. Ne rencontrons-nous point, journellement (surprises d'autopsies), les lésions cicatrisées de la phtisie pulmonaire à tous les degrés, chez des adultes ou des vieillards ayant succombé de tout autre manière?

L'observation nous prouve que ce sont surtout les tempéraments sanguins, pléthoriques, *arthritiques,* qui résistent à l'infection par le bacille. C'est le terrain qui fait la *forme morbide*, en phtisiologie surtout. Où un scrofuleux sera envahi en feu de paille, un arthritique sanguin réagira avec énergie et succès. La disposition diathésique de l'économie constitue, pour moi, tous les éléments du pronostic. C'est au point que j'ai toujours prédit exactement ce qui *arriverait*, lorsque je connaissais bien (comme disent les concierges) le *tempérament* de mon client.

C'est pour ces raisons que la forme héréditaire de la phtisie est, depuis Boerhaave, considérée, par tous les cliniciens, comme la plus maligne, la plus indomptable de toutes. On voit même la gravité du génie morbide augmenter, de génération en génération, dans certaines malheureuses familles, décimées, jusqu'au bout, par le terrible fléau. Le traitement, alors impuissant (en dépit de ses infinies ressources chez les personnes fortunées), devient bien plus efficace, si la phtisie est née accidentellement; si le poitrinaire, né de parents robustes, est un émigré de la campagne à la ville, un *déraciné,* que le manque d'air, le surmenage, l'alimentation insuffisante, la vache enragée (suivant le mot vulgaire) ont conduit, graduellement, à la tuberculisation, cet aboutissant de toutes déchéances.

L'âge joue aussi un rôle prognostique fort notoire. L'adolescent, l'être humain en état de croissance, ne réchappe que rarement, tandis que la phtisie de la quarantaine est souvent bénigne, à marche lente, à guérison possible, surtout dans la classe riche, où la cicatrisation par sclérose et crétification des lésions est loin d'être un phénomène exceptionnel. On voit aussi l'hystérie et certaines lésions valvulaires du cœur entraver la marche funeste de la phtisie et en atténuer singulièrement le pronostic. Quand la phtisie a commencé vers vingt ans et n'a pas enterré sa victime à trente, on peut presque affirmer qu'il s'agit d'un terrain hystérique. Il est fâcheux que nous ne puissions pas, par l'alimentation ou les médicaments, créer, artificiellement, ce terrain, comme il nous est loisible de le faire, au moins jusqu'à un certain point, pour le terrain arthritique.

Les crachements de sang du début impliquent toujours une congestion vive ; mais ils sont loin de constituer un symptôme de fatal augure. Souvent même, ils sont sans lendemain et, par la décongestion topique qu'ils opèrent, compatissent à la guérison. J'en dirai presque autant de certaines pleurésies sèches de début, dont la valeur bacillaire a été trop fortement poussée au noir par quelques auteurs et qui parfois, opposent aux microbes enkystés une barrière protectrice plutôt favorable pour le reste des poumons.

Ne nous fions jamais, pour établir le pronostic, à l'augmentation d'embonpoint. C'est un symptôme fréquemment aussi prompt et illusoire qu'il est instable et fragile. En tout cas, il ne coïncide pas toujours avec la restauration profonde et intégrale de l'économie. Nous l'avons montré tout à l'heure. Toutefois, il est presque impossible de guérir sans engraisser. Ce qui est bien plus important que l'embonpoint, c'est le relèvement du sol tuberculeux, l'amélioration foncière de son état de *misère minérale*, notamment d'indigence phosphatée et chlorurée. La dénutrition du physique est, en effet, la conséquence précoce de la diminution de ces sels, ainsi que de l'abaissement de l'acidité humorale. Pour corser la valeur défensive du sujet, il faut, en quelque sorte, le doter d'un terrain *acide* (ou arthritique) artificiel, défavorable à l'invasion microbienne, réfractaire surtout au bacille de Koch. Le but de tout traitement général actif sera donc de *ralentir la nutrition* : c'est seulement ainsi que nous mettrons la phtisie au pas et que nous imposerons, à cette maladie de consomption, une allure torpide rassurante.

*
* *

L'alimentation est l'ancre de salut, le grand cheval de bataille du phtisique. A vrai dire, il n'existe pas, pour lui, d'interdiction alimentaire spéciale. Il doit insister, dans son intérêt, sur les aliments les moins encombrants et les plus réparateurs ; mais, comme il faut avant tout *que le malade mange*, on fera sagement de ne point contrarier le goût, même capricieux, qui est souvent le grand vainqueur de l'inappétence. La cure hygiénique se trouve, en somme, dominée par une nourriture de choix, préparée avec toute la science culinaire possible : *sanatur edendo* pourrait être la devise de la phtisie !

Lorsque l'estomac est normal, il faut s'efforcer de donner la précellence aux matières grasses, féculentes et sucrées, sous les espèces de potages divers au beurre, au jaune d'œuf et à la crème ; de chocolat au lait additionné de farine de maïs ou d'orge, de gruau d'avoine écrasé ; beurre, graisse d'oie, pâté de foie gras ; purées de haricots, fèves, lentilles, pois jaunes ; pâtes alimentaires, puddings au gruau d'orge ou de froment, légumes verts accommodés à la moelle osseuse, crèmes renversées aux œufs et au lait, phosphatine Falières.

Pour ménager les forces de l'estomac, il est bon de conseiller quatre repas par jour ; on suralimente, ainsi, d'une façon plus rationnelle, tout en ménageant moins la résistance gastrique. Mélangé, en très petite quantité, aux aliments (un verre par repas, pris en quatre fois), ou bien adopté comme boisson, avec moitié eau d'orge ou bière de malt, le lait m'a paru souvent très favorable aux malades. Chez les dyspeptiques *non acides* (hypochlorhydriques) il sera avantageusement remplacé par le Kéfyr ou le Koumys, laits fermentés ou champagnisés.

Parmi les aliments carnés, il faut placer, en première ligne, la pulpe de viande crue, mise en pilules roulées dans du sucre en poudre et additionnées d'un peu de punch au rhum. On peut en ingérer, facilement, cent grammes par repas. En cas de diarrhée, je remplace le sucre par le bismuth. En cas de constipation, je fais prendre le jus de viande sucré ou le suc musculaire additionné d'eau de fleurs d'orangers.

En dehors de ces préparations (plus pharmaceutiques que culinaires), je conseille aux estomacs robustes, les viandes de mouton, bœuf, veau, porc (ce dernier surtout sous forme de jambon frais, rillons, rillettes). Aux estomacs délicats, le ris de veau, les cervelles, les volailles (assaisonnées au goût des clients), la tête et les pieds de veau, la queue de bœuf, les pieds de porc, les diverses gelées de viande, les huîtres, les poissons à chair maigre et blanche constituent des variantes fort utiles.

Le bouillon, faible nutriment, sert d'apéritif et de *peptogène* aux tuberculeux dyspeptiques et sans appétit : c'est, de plus, le meilleur véhicule condimenté, pour les potages à base de semoule, orge, œufs, viande crue, etc. Quant à la poudre de viande, on peut, parfois, en additionner des purées de lentilles, des épinards ou encore la mêler à un grog au kirsch.

J'aime à réserver les œufs pour le repas du matin. Dans un grand verre ébouillanté, je fais battre trois œufs mollets avec un peu de cognac ou de marsala, du beurre et de la mie de pain rassis émiettée. Un verre de lait très chaud ou de bière de malt *fait couler* (comme on dit) cette mixture, à l'aide de laquelle le malade attend, patiemment, le repas méridien.

Mon regretté maître Michel Peter disait

qu'il fallait *entourer de soins pieux l'estomac du poitrinaire.* Or, nous respectons le tube digestif en lui épargnant, d'une part, la dyspepsie médicamenteuse ou celle que procure un mauvais régime ; d'autre part, en combattant les troubles gastriques lorsqu'ils existent. Ayons toujours devant les yeux le maintien ou l'augment du poids du malade : c'est le but effectif de guérison. Évitons la surcharge et l'intoxication : c'est le moyen de pouvoir continuer longtemps un régime favorable à la cure.

Parmi les boissons, je donne volontiers la bière noire anglaise (*stout*) ou l'extrait de malt ; en cas d'intolérance, le lait additionné d'un peu de kirsch ; je conseille, de temps en temps, pour varier, l'alicante ou le banyuls, coupés d'une eau de table, parfois aussi le champagne, excellent stimulant de l'atonie gastrique. Je supprime le café et le thé ; mais je fais prendre, comme liqueur digestive, dans une petite tasse d'eau très chaude, un petit verre du mélange suivant :

Sirop d'écorces d'oranges amères.	300	grammes.
Vieux rhum	50	—
Extrait de quinquina. . . .	5	—
Extrait de coca.	4	—
Essence de gingembre . . .	2	—

M.

C'est un grand tort pour les malades d'abuser de l'alcool, sirène enchanteresse, qui, sous le piège d'une action vivifiante factice, dissimule la dépression physique et morale la plus accentuée...

A l'alcool, il faut préférer le sucre, aliment très riche en calories et de combustion facile, véritable caisse d'épargne pour les tissus, restaurateur de l'embonpoint, organisateur de réserves d'énergie. Le sucre aide merveilleusement à supporter l'exercice et la cure d'air. Les vieux arabistes en faisaient le plus grand cas et le proverbe « apothicaire sans sucre » nous indique le rôle qu'il jouait dans l'ancienne officine. Outre leur goût agréable, les aliments sucrés ont l'avantage de pouvoir être diversifiés à l'infini : depuis le fruit frais, alcalin et rafraîchissant jusqu'au miel, aux crèmes, entremets, confitures, bonbons, etc.

Le pain est un aliment souvent encombrant et de digestion lourde, qu'il sera bon de remplacer par les grissini, les biscottes, échaudés, biscuits secs, etc..., ou de suppléer par les purées assaisonnées à la crème et au jus de viande. C'est ainsi, du reste, que l'on introduit, le plus adroitement, des phosphates dans la circulation. Nous savons quelles pertes considérables et incessantes le tuberculeux fait, journellement, en matières minérales. Il lui faut, pour cette raison, une alimentation lui assurant un surcroît de recettes inorganiques, c'est-à-dire riche en sels calcaires et en phosphates terreux. Les céréales (l'avoine principalement), le fromage (en nature ou mélangé aux aliments), les laitances de poisson, le caviar, la poutargue, les animaux entiers (mollusques et crustacés, batraciens, chéloniens) les œufs frais, etc..., renferment beaucoup de phosphates, en combinaisons organo-minérales foncièrement assimilables. Ce sont donc des aliments à action anticonsomptive, apportant, sans surcharge, un contingent inusité de force et de résistance à la cellule organique pour sa lutte contre le bacille.

Il faut faire une place à part à l'ail, qui jouit d'une réputation populaire contre la phtisie : son essence volatile s'élimine manifestement par les bronches, sur lesquelles elles exerce une influence diffusible, stimulante et antiseptique, qui ne laisse point d'être favorable.

L'huile de foie de morue représente un aliment médicamenteux qui, pour être efficace, doit être donné à la dose *minima* de 100 grammes par jour. C'est progressivement qu'on arrive à cette dose, afin d'éviter la saturation, l'intolérance et la diarrhée. Il faut utiliser les forces digestives, mais sans les dépasser. Lors donc que l'huile de foie de morue compromet l'appétit, on fera sagement d'y renoncer, sous peine d'accidents gastriques certains. C'est pour des raisons analogues que l'on a abandonné, aujourd'hui, la suralimentation forcée (gavage) qui, il y a quinze ans, faisait de si nombreuses victimes, immolées au fâcheux esprit de système !

La glycérine peut, jusqu'à un certain point, suppléer à l'huile de foie de morue. C'est un aliment d'épargne, calorificateur, qui réveille l'activité des phagocytes. On peut la donner à la dose d'un à deux verres à liqueur par jour, mais toujours très pure (redistillée à 30 degrés) avec addition de quelques gouttes d'essence de menthe ou de cannelle.

Nous sortons ici de l'alimentation proprement dite. Rentrons dans notre sujet en disant que l'on peut, que l'on doit souvent exalter les puissances digestives et les mettre sous les armes par le moyen des amers (principalement la quassine, l'hélénine et la strychnine) et des ferments digestifs (disatase, pepsine, pancréatine). Les apéritifs récemment préconisés, orexine et persulfate de soude, vanadine et cacodylates, m'ont semblé beaucoup plus infidèles. Le chlorure de sodium et celui de calcium sont très favorables à certains malades.

La suralimentation a pour but de transformer, au total, le phtisique en un *arthritique accidentel*, en un goutteux d'occasion. Sous sa pléthorique influence, il n'est pas étonnant de constater l'engorgement du foie, les hémorroïdes, les migraines, l'eczéma, les vertiges, l'oppression cardiaque, parfois même l'albuminurie et les douleurs articulaires. Ce que les anciens appelaient le régime *incrassant* est surtout un régime *uricémique*. Or, l'uricémie, diathèse *acide*, crée un terrain foncièrement hostile au bacille de Koch, et par conséquent favorable à la cure des tuberculeux.

*
* *

Les trois Parques modernes sont : la tuberculose, l'alcoolisme et la syphilis. L'hygiéniste qui les combat ressemble trop souvent au chien de la fable, cherchant à boire l'eau de la rivière afin de la traverser. Il ne songe pas assez aux affluents des maladies. Comment détruire l'alcoolisme, la syphilis, la tuberculose, sans vaincre d'abord le vice, l'ignorance et la misère?

Pour réussir dans leur œuvre de bien, les ligues anti-tuberculeuses devraient surtout viser : l'anti-alcoolisme, l'organisation des secours à domicile et des dispensaires urbains, l'amélioration des logements ouvriers et de l'alimentation publique, l'institution de *colonies sanitaires* à la campagne. Ces *sanatoria* préventifs rendraient bien plus de services que les *sanatoria* prétendus curatifs, et réaliseraient l'émigration urbi-rurale des prédisposés. De plus, des conférences et prospectus devraient prêcher, sans trêve, les nécessités de la propreté scrupuleuse de l'individu et de la maison, l'importance d'un air pur, toujours renouvelé, et d'un régime alimentaire rationnel. Tels sont les moyens de diminuer les déchéances héréditaires de la race et de réaliser un tantinet de cette égalité sociale, si ironiquement inscrite sur tous nos murs !

La phtisie déclarée, il faut libeller la cure de repos : toute fatigue, chez le malade, se traduisant par une usure de force, une dépense organique, une occasion de fièvre, d'état congestif, d'oppression, d'intoxication du sang. Joint à la suraération diurne et nocturne et à la suralimentation, le repos a empêché le développement de mainte tuberculose ayant débuté d'une façon inquiétante. Ne craignons pas, non plus, de décréter l'ouverture permanente des fenêtres : par elles, entre la santé. C'est le seul procédé pratique pour respirer un air neuf : l'aérophobie est, pour moi, la plus grande cause de dévitalisation. La respiration d'un air frais, *même froid*, n'offre qu'avantages, si elle est faite par le nez : seul, le refroidissement du corps est dangereux et l'on s'efforcera de le rendre impossible, pendant la nuit principalement. Mais il faut de l'air, toujours de l'air :

« C'est le breuvage épars des feuilles aux poitrines,
L'Esprit de l'Univers !
L'air va, toujours présent, dans son immense empire,
En tous lieux à la fois,
Amonceler la vie à tout ce qui respire,
Hommes, bêtes et bois! »

SULLY PRUDHOMME.

L'air de la mer est indiqué chez les phtisiques lymphatiques (*torpides*) et peu avancés : aux anémiques, conviennent le climat forestier et, surtout, celui d'altitude, qui confère, pour la tuberculose, une véritable immunité. Méfions-nous de la montagne, chez les cardiaques, comme de la mer chez les nerveux et les congestifs ! Recherchons toujours les stations bien abritées, dont la température permette, à l'abri des vents froids, de la poussière et de l'humidité trop grande, une vie en plein air, avec le *maximum* de luminosité solaire. C'est par l'*outdoor life* que l'Anglais résiste à la phtisie : il nous faut l'imiter, tout en subordonnant toujours étroitement aux formes cliniques l'élection et le dosage du climat approprié. Une bonne hématose est la clef de tout traitement et l'hématie est le grenier de l'oxygène.

Nous devons également engager la lutte contre les influences morales dépressives qui assaillent le poitrinaire; éloigner de lui l'ennui, la tristesse, les soucis, le travail exagéré, conditions d'amoindrissement pour la vitalité, d'obsession pour le moral, d'infériorité pour les réactions curatives. L'homme triste et préoccupé mange peu, respire mal, voit peu à peu ses échanges organiques diminuer. Et c'est ainsi que la déchéance physique, la consomption, la banqueroute des forces nous apparaissent, trop souvent, comme les conséquences marquées d'une hygiène mentale défectueuse chez les malades et même chez les prédisposés. Le phtisique se résignera sans tristesse. Le riche qui a perdu sa fortune, doit, sous peine de naufrage définitif, restreindre, à tout prix, son maigre budget. De même, l'individu réduit par la phtisie à la misère physiologique, doit savoir *végéter pour durer* et pratiquer la constante épargne, l'économie jalouse des forces vitales qui lui restent en partage.

Autant que possible, il faut déconseiller le mariage au tuberculeux confirmé. Aimable, affectif, sentimental, s'il n'est pas, forcément, comme l'intitule le roman, un « embrasé », le poitrinaire est, presque toujours, un exalté, un optimiste, mâtiné d'insouciance et farci d'égoïsme : il est incapable de calculer les conséquences de ses inclinations psychiques et passionnelles. A force de le raisonner, nous le détournerons peut-être de la voie périlleuse du *conjungo,* dans laquelle il projette, trop volontiers, de s'engager à l'aveugle. Le dogme de l'hérédité est, hélas ! assez prouvé pour que nous n'hésitions pas à éclairer notre malade sur l'importance matérielle, morale et sociale de ne point faire souche ; et, accessoirement, sur l'utilité d'adopter, pour guérir, une vie *végétative*, exempte des soucis, des fatigues et des préoccupations du ménage. J'ai vu souvent, hélas ! tuberculose et syphilis s'unir par les liens du mariage : et les gros sacs déposés par contrat notarié ne constituer, pour la descendance, qu'un traitement métallo-thérapeutique bien impuissant contre la phtisie rapide et contre la mort !

Après ces considérations (que j'ai résumées brièvement et qui comporteraient des volumes), j'aborde la question du traitement proprement dit.

On a cherché, dans les cultures bacillaires, dans l'opothérapie et la sérumthérapie, le spécifique de la tuberculose, envisagée comme maladie virulente et microbienne. Ce que nous avons dit des causes et de la genèse des maladies de poitrine donne la raison des échecs encourus. Les microbiologistes ne voient, hélas ! qu'un côté de la question, le côté *bacille*, alors que le plus important à traiter, c'est, comme nous l'avons vu, le *terrain*. Aussi, les succès publiés, l'indéniable action favorablement exercée, sur certains phtisiques au début, par les injections de tuberculine de

Koch, sérum Maragliano et autres cultures de laboratoire, ne sauraient constituer pour nous une méthode *spécifique*. Les médications les plus étranges comptent, d'ailleurs, certains succès : mais il faut, d'abord, *ne pas nuire*, et tous ces produits septiques sont loin d'être exempts de dangers, à coup sûr !

Je n'en dirai pas autant des sérums *artificiels*, mélanges salins chlorurés, phosphatés et sulfatés, visant à la modification chimique du sang. S'ils sont, parfois, sans action bien utile, au moins ne sont-ils pas nuisibles. On peut employer aussi les glycérophosphates et la lécithine en injections. Je préconise personnellement, depuis plus de dix ans, un sérum artificiel où le phosphate neutre de soude entre pour 3 p. 100 et le chlorure de calcium pour 2.

L'arsenic organique (cacodylate, méthylarsinate), en injections, relève aussi fort bien certains malades : mais cette action ne se soutient guère. Il en est de même de l'arséniate de strychnine, qui donne, parfois, un utile coup de fouet à la nutrition : j'en suis assez partisan.

Parmi les meilleurs agents de remontement, pour les tuberculeux, à ingérer par les voies digestives, l'huile de foie de morue, le tannin et le suc musculaire figurent au premier rang. L'huile de foie de morue agit comme un puissant engrais sur le sol épuisé. Bock dit que la devise du phtisique est : *Freut euch des Leberthrans, iods und opiums* (réjouissez-vous de l'existence de l'huile de morue, de l'iode et de l'opium). Le tannin très pur (à l'alcool) est un tonique antiputride et antifermentescible, que l'on peut faire prendre en cachets de 0,50 centigr. au milieu de chaque repas. Quant au suc musculaire, exprimé de la viande crue, il se prend à la dose de 1 à 4 cuillerées à soupe, à chaque repas. C'est un produit de conservation extemporanée assez peu pratique. Sa tolérance est, toutefois, supérieure à celle de la viande crue et son action médicamenteuse est, assurément, moins banale, plus héroïque, sans, toutefois, pouvoir être qualifiée de spécifique, comme le firent trop paternellement, les auteurs de la méthode dénommée *succothérapie*, *zomothérapie*. « Dépêchons-nous de guérir les phtisiques, pendant que cette méthode existe », ainsi que le disait je ne sais quel médecin nihiliste, de l'école de Montaigne.

Constatons aussi que le tuberculeux, excellent bouillon de culture pour l'espoir et pour la crédulité, n'est que trop souvent exploité par les entreprises industrielles, organisées sous le couvert trop indulgent de la science [1]. Celle-ci, malgré tous ses progrès, en est toujours réduite à répéter le mot, éternellement vrai, de Baglivi : *Quantum difficile curare morbos pulmonum !* ou l'insidieuse question, plus vieille encore, de Saint-Augustin : *Phtisicus est ille : quis hunc curat ?*

La vérité, c'est que la tuberculose est le

1. Je ne parle pas de cette fatalité (déplorée par Bordeu) qui conduit les médecins à oublier leurs malheurs thérapeutiques et à grossir le nombre réel des malades qu'ils ont guéris !

palais des illusions cliniques et thérapeutiques, l'abîme des contradictions, le phare à feux changeants par excellence. Ici, le grand médecin n'est pas celui qui sera le plus capable d'imposer à ses contemporains ses hypothèses et ses systèmes. Ce sera celui qui, respectueux du passé scientifique, ne voit, dans l'observation clinique, que l'aboutissant capitalisé d'un travail trente fois séculaire. Le succès sera à qui connaîtra à fond son malade, possédera ses antécédents, ses commémoratifs, son hérédité. Un sujet vu accidentellement en consultation ne saurait pas plus nous livrer ses secrets pathologiques, qu'un mot, détaché d'un texte, ne nous livre les secrets de la phrase.

*
* *

Dans tout état chronique des poumons, il importe de discipliner la toux. C'est un réflexe de défense dont il faut savoir éviter les inconscientes et inutiles secousses. Avec un peu d'attention, les malades s'habituent, du reste, fort bien, à résister au chatouillement initial qui annonce et provoque la toux. C'est le seul moyen d'éviter cet ébranlement, qui compromet à tout instant la consolidation des lésions pulmonaires. Toute quinte ne ramenant pas d'expectoration doit être considérée comme préjudiciable : une volonté tenace, toujours en éveil, manœuvrera assez fructueusement, pour supprimer ces toux sèches et vaines. Il faut *ne tousser que pour cracher* : un coup de toux pour un crachat (Lalesque) doit suffire. « Si vous avez une démangeaison en public, disait à ses phtisiques le célèbre Dettweiler, vous ne vous grattez point : tousser, c'est se gratter la gorge en public... »

On se trouvera fort bien, dans les cas de toux quinteuse ou spasmodique, provoquant volontiers des nausées et vomissements (toux dites *émétisantes*) de mettre sur le sternum un petit vésicatoire ; de faire prendre une potion chloroformée et bromoformée ; de badigeonner le fond de la gorge avec une mixture composée de glycérine, bromure de potassium, menthol et cocaïne.

Voici la formule contre les quintes de toux qui nous réussit le mieux :

Sirop thébaïque.	parties égales.
— d'éther.	
— de chloroforme . . .	
— de bromoforme . . .	
— de jusquiame	

M.

Une cuillerée à café aux moments des quintes, et (s'il le faut) de quart d'heure en quart d'heure.

Il existe une médication s'attaquant plus directement à la toux, c'est la médication balsamique ou antiseptique des bronches. La créosote en est le type. Les produits créosotés du Dr Fournier sont les moins irritants aux voies digestives. La solution et les capsules de phosphotal Clin sont absolument recommandables aux tuberculeux déprimés et amaigris.

L'action anticatarrhale de la créosote, de l'iodoforme et de l'eucalyptol est réunie dans les capsules Cognet. Lorsqu'on sait manier avec habileté et intelligence ces précieux médicaments, en évitant de dépasser la congestion thérapeutique, non seulement on modifie utilement la virulence des sécrétions, mais on stimule aussi les échanges organiques, on active la circulation et la valeur défensive des cellules : on exerce, par conséquent, la plus utile influence sur l'état général du poitrinaire.

Dans les formes fibreuses de la phtisie, où l'expectoration est rare et difficile, on donnera la préférence aux iodures, à l'iodoforme, à l'aristol, aux arsénicaux, à l'hélénine, aux ammoniacaux (carbonate, acétate, chlorure) bien mieux indiqués, dans ces cas, que les balsamo-antiseptiques.

C'est aussi dans cette forme, avec pleurite sèche, etc., que l'on retirera certains bienfaits des pointes de feu, des lavements carboniques et sulfurés, des capsules Dartois, des sulfures alcalins et eaux sulfureuses à l'intérieur, lorsqu'on n'a pas à redouter un état congestif ou inflammatoire franc.

Un instant, on avait espéré réaliser l'antisepsie alvéolaire par les rayons Rœntgen. Malgré certaines observations, il faut en rabattre de ces prétentions. Les rayons X, comme les bains de lumière, comme les courants de haute fréquence, possèdent assurément certains pouvoirs électro-chimiques favorables à l'état général : mais leur action microbicide locale est nulle ou à peu près. Il en est de même pour les injections intratrachéales directes, qui ne sauraient atteindre le corps de délit, pas plus, du reste, que les inhalations ozonisées, azotées, formiques, ni les vaporisations d'essences antiseptiques, tour à tour préconisées.

En cas d'insomnie due à la toux, il faut administrer, le soir, la poudre de Dower ou le sirop d'Aubergier. En cas de palpitations, une potion bromurée, avec addition de spartéine, fera souvent merveille. Disons, en passant, que la cause des palpitations doit être recherchée et supprimée, lorsqu'on la trouve : les stimulants (café, thé, alcool, tabac), les fatigues intellectuelles, l'exercice exagéré, l'action du vent et celle du soleil sont souvent à incriminer en pareil cas.

Notre devoir est de lutter aussi contre la fièvre vespérale : abaisser la température du tuberculeux, c'est toujours travailler utilement à sa guérison. Le repos, le régime doux, potages au lait et œufs, grogs au cognac et au kirsch, doivent être conseillés. Comme médicaments, on donnera, avant chaque potage, deux ou trois fois par jour, le cachet :

Phénacétine	$0^{gr},30$
Valérianate de quinine	$0^{gr},20$
Acide salicylique	$0^{gr},10$
Poudre d'ergot récent	$0^{gr},10$

M. pour un cachet.

En cas de vomissement, il faut procéder comme avec les petits coquelucheux : forcer les malades à reprendre, aussitôt après avoir vomi, un peu de nourriture. Souvent, une cuillerée de vin créosoté à 2 p. 100 ou d'une potion à l'eau chloroformée et à la résorcine, auront raison de ce désagréable symptôme. Dans les cas graves, on a la ressource de la galvanisation du nerf pneumogastrique au cou.

Contre la diarrhée, j'ordonne : les lavements créosotés à base de lait, laudanum et amidon ; les frictions sur l'abdomen avec l'huile de camomille camphrée et opiacée ; enfin, toutes les deux ou trois heures, le cachet :

Extrait de ratanhia	0gr,20
Cachou	0gr,20
Benzoate de bismuth	0gr,20
Salicylate de quinine	0gr,10
Poudre de Dower.	0gr,05

M.

Contre les sueurs nocturnes (fautrices de refroidissements dangereux, lorsqu'on fait de l'aération, comme il est prescrit, la nuit), on ordonnera les frictions, tous les soirs, avec :

Alcool camphré	500 grammes.
Formaldéhyde	10 —
Menthol	5 —

M.

En fait de médicaments, je fais prendre, au milieu de chaque repas, une cuillerée du sirop d'hypophosphite de chaux du Dr Churchill ; et au coucher, une pilule :

Extrait de kola	0gr,20
— de bellaonde.	0gr,03
— de cannabis	0gr,02

M. pour une pilule.

La phtisie laryngée se traite par les inhalations d'huile mentholée, les pansements directs à l'acide lactique, à l'iodoforme, au chlorure de zinc, à l'hydroquinone, précédés d'attouchements anesthésiques à l'eucaïne. Les fumigations humides émollientes et le repos absolu de la parole sont indispensables. On fera bien de se méfier alors des sulfureux, et même de l'hyposulfite de soude, qui est le mieux toléré par les poitrinaires.

La péritonite tuberculeuse, souvent mortelle lorsqu'on s'obstine à vouloir se cantonner dans un traitement purement médical, s'améliore et guérit par la ponction suivie d'injection iodée (réaction irritative) et surtout par l'opération de la *laparotomie*, lorsqu'on ne tergiverse pas trop longtemps, toutefois.

*
* *

Quels sont les meilleurs climats pour les tuberculeux? On a publié, sur cette importante question, des milliers de brochures et de volumes. C'est un anglais, Lindsay, qui a émis, à cet égard, les idées peut-être les plus justes : nous les résumerons ici pour nos lecteurs.

En phtisiothérapie, la médication par le climat, modificateur hygiénique de premier ordre, est, à coup sûr, moins fertile en désillusions que le système thérapeutique le plus rationnel. Il n'en faudrait point conclure, toutefois, que la climatologie soit une science exacte. Elle ne l'est et ne le sera jamais, pas plus que la médecine elle-même.

Le climat peut-il s'attaquer aux causes mêmes de la phtisie ? Cela est fort douteux : le mal est de tous les climats, et ni le froid, ni le chaleur, ni l'humidité, ne possèdent d'influence étiologique réelle. L'égalité thermique n'est point, non plus, défavorable à la production du mal, puisque, dans les climats d'altitude, où la phtisie est fort rare, les changements de température sont fort communs. L'agglomération et l'air confiné favorisent l'éclosion du mal, enrayé au contraire par l'éparpillement de la population : cela n'est pas douteux.

La vie en plein air est antagoniste de la phtisie, provoquée, au contraire, par l'inhalation d'une atmosphère *prérespirée* : sur

1,000 pêcheurs ou laboureurs, une centaine succombent à la tuberculose, tandis qu'il meurt 450 potiers ou fabricants de limes. La phtisie ravage le cloître, la prison, le séminaire. En prédisposant aux bronchites et aux pneumonies, certains climats, et en première ligne les climats humides, préparent évidemment un terrain favorable à l'ensemencement tuberculeux. Enfin, la prédisposition héréditaire est aussi très puissante, et c'est surtout contre elle qu'un bon climat constitue une thérapeutique étiologique vraiment efficace.

La cure par le climat n'agit pas seulement sur les poumons. Elle aguerrit et retrempe l'âme, éduque la volonté, prépare une lutte victorieuse. Le phtisique ne saurait vivre sans combattre. Sa destinée a pour condition de provoquer, avec bravoure, la réaction vitale et de mater le bacille : « *Gladiatorial theory of existence* », comme le dit Huxley !

Il n'est point de climat idéal pour le tuberculeux et même il faut reconnaître que l'influence climatérique est plutôt *indirecte* : elle agit bien plus en modifiant les habitudes et le genre de vie que la maladie elle-même. Éloigner d'un milieu prédisposant aux phlegmasies broncho-pulmonaires; permettre la vie en plein air, sans entrave météorique; substituer à la tristesse débilitante d'un climat brumeux l'action tonique de la lumière et de la chaleur solaires; arracher enfin le sujet au sol humide, aux agglomérations urbaines, aux habitudes d'hygiène défectueuse : tels sont, d'après Lindsay, les grands principes directeurs du choix d'un climat pour les tuberculeux. L'amélioration de l'état local et surtout l'accroissement des forces physiques de la nutrition seront les conséquences inévitables de ce choix scientifiquement réalisé.

Un grand nombre de jours ensoleillés, un air plus tonique que sédatif : voilà les *desiderata* les plus ordinaires en climatothérapie. Les climats *stimulants*, qui augmentent l'activité nerveuse, sont les hautes altitudes, les stations marines sèches, le climat du désert. Les climats *sédatifs*, qui diminuent l'activité nerveuse, sont le climat marin humide et celui de l'Océan. Il faut se défier de la fréquence des vents, nuisibles à un grand nombre de *sanatoria* pour tuberculeux. Le vent est funeste au phtisique, bien plus que le froid : *Frigore solidabamur*, disait Sid. Appollinaire.

Le climat de montagne (caractérisé par la raréfaction et la pureté de l'air, la présence de l'ozone, la forte radiation solaire, l'abondance de lumière et l'absence de brouillards) possède une activité incomparable contre la phtisie torpide, la phtisie hémorragique *sans grands désordres locaux*, les vieilles pleurésies, les pneumonies à résolution incomplète. Les principales contre-indications, bien connues des médecins de l'Engadine, sont : les troubles circulatoires, la sénilité, la goutte, le rhumatisme, les maladies nerveuses, la dyspepsie avancée et le tempérament *éréthique* en général, caractérisé, comme chacun sait, par une sorte d'irritabilité neuro-circulatoire particulière.

Les voyages en mer sur des bateaux à voiles présentent également de grands bénéfices curatifs. L'apaisement de la toux, le réveil de l'appétit, la disparition de toute fatigue morale et physique, dans le calme et l'inactivité de la traversée, tonifient et vitalisent les malades qui ne sont ni émaciés ni par trop fébricitants. L'action des voyages en mer (il faut bien le dire) est surtout profitable aux phtisiques scrofuleux ou rachitiques.

Lindsay proclame les bienfaits de la climatologie australienne : il nous parle, avec éloges, de la salubrité de ce pays, dont les plaines intérieures conviennent fort bien à un grand nombre de phtisiques. La Tasmanie offre, du reste, aux malades un refuge temporaire contre les fortes chaleurs de l'été australien. Quant à la Nouvelle-Zélande, son climat humide, venteux et variable, ne convient aucunement à la tuberculose. La Californie ne mérite point, non plus, la réputation *sanatorienne* que certains médecins américains ont voulu lui faire. Le Cap de Bonne-Espérance est préférable, du moins dans l'intérieur sud africain.

Pour rester dans nos régions, disons qu'Alger convient assez bien au phtisique lymphatique, à fibres molles. Le climat de Pau est débilitant, en général, et ne s'applique guère aux phtisiques. Les tuberculeux se montrent généralement peu enthousiastes des stations méditerranéennes: mais ne faut-il pas considérer Nice, Cannes et Menton plutôt comme des stations automnales *de transition* que comme de véritables stations d'hiver?

Tout tuberculeux hors de chez soi devra veiller à éviter les fatigues et les excitations, à limiter ses désirs de voir et à chercher à reproduire le plus possible, la vie familiale. Il faut, dès que la nécessité du déplacement a été reconnue, se soumettre, fermement, à tous les sacrifices nécessaires, les yeux fixés sur le but à atteindre, qui est la guérison, par la franche (et souvent pénible) acceptation des grands changements de la vie. Ne guérit pas qui ne veut pas consentir au *maximum* des sacrifices moraux et matériels. Il importe de le dire, de le redire et de le proclamer, dans l'intérêt des malades et de ceux qui ne veulent pas les voir mourir.

CHAPITRE XVIII

UN MOT DES TUBERCULOSES LOCALES

Les tuberculoses locales sont des lésions directement accessibles ou, si l'on préfère, d'ordre chirurgical. Naguère, on attribuait à la scrofule la plupart de ces lésions : inflammations des ganglions lymphatiques (écrouelles, adénites, adénopathies), lupus, tuberculose cutanée, abcès froids d'origine osseuse, ostéites, caries, nécroses, tumeurs blanches du genou ou de la hanche (coxalgies) sont, aujourd'hui, fonctions de tubercules. Toutefois, on s'explique encore bien mal la genèse de ces tuberculoses locales, de ces foyers tuberculeux des os, des jointures ou de la colonne vertébrale, allumés en dehors de tout symptôme de phtisie pulmonaire. Il est probable que les bacilles tuberculeux existent dans le sang de certaines personnes et qu'ils s'arrêtent et s'implantent dans une région du corps où la résistance est affaiblie par une irritation préalable, un choc, une contusion, une violence extérieure, une influence rhumatismale ou *a frigore*. Le microbe est, d'ailleurs, bien moins virulent, bien moins infectant que dans les poumons.

Quoi qu'il en soit, on a démontré la virulence spécifique du pus ou de la matière caséeuse des ganglions dits *scrofuleux*, et la présence du bacille de Koch dans ces ganglions. Le lupus, considéré il y a peu de temps comme le type des scrofulides malignes, paraît une tuberculose cutanée à faible virulence, bien que parfois passible d'infection généralisée. Quant aux ostéo-arthrites des scrofuleux, tumeurs blanches, mal de Pott, etc., leur nature tuberculeuse est un dogme aujourd'hui universel. Il n'est pas jusqu'à l'hypertrophie amygdalienne, aux végétations adénoïdes de la gorge, au catarrhe naso-pharyngien vulgaire, aux poussées, même bénignes, du côté des muqueuses du nez et des oreilles, qui n'aient été revendiqués par l'insatiable tuberculose. De sorte que le scrofuleux, dépossédé aujourd'hui de toute lésion propre, n'est plus qu'un *prédisposé* et la scrofule un *milieu de culture* pour le tubercule.

Qu'est-ce, en somme, que ce dernier, au point de vue anatomique, suivant la doctrine actuellement régnante ?

C'est le produit d'une réaction inflammatoire déterminée par le développement dans les tissus vivants d'un germe virulent, le bacille de Koch, dont la présence est *pathogène*, c'est-à-dire spécifique de l'infection caractéristique de la maladie tuberculeuse. Or, le scrofuleux (quintessence du tempérament lymphatique des anciens), offre au tubercule un terrain des plus propices et des plus fertiles, grâce à ses fibres molles, à sa circulation stagnante, à ses globules rouges en déficit, à ses muqueuses et à ses glandes facilement engorgées, enfin à tous ses échanges cellulaires diminués. De plus, le tissu osseux du scrofuleux renferme plus d'eau et moins de matières azotées et minérales qu'à l'état physiologique ; ses sécrétions sont plus acides ; son activité nutritive est faible ou ralentie, ses réactions vitales, par conséquent, défaillantes. Le scrofuleux offre ainsi à la tuberculose une proie facile.

Contre les tuberculoses chirurgicales ou externes, accessibles aux pansements, aux injections modificatrices, aux topiques régressifs, on s'est ingénié, dans ces derniers temps, au choix des substances bactéricides réunissant le plus de qualités. Il n'est pas toujours facile d'extirper des grappes de ganglions sans dangers, ni surtout sans cicatrices. Les injections d'eau oxygénée, de thymol, de bichlorure de mercure ont été préconisées : le chlorure de zinc a brillé, un moment, d'un vif éclat et servi de base à la méthode *sclérogène* de Lannelongue. L'acide phénique, le naphtol camphré, l'iodoforme (surtout sous la forme d'éther iodoformé) sont d'un emploi courant pour aseptiser les foyers tuberculeux, détruire les bacilles, étouffer et isoler les lésions morbides et favoriser la transformation fibreuse du tubercule.

Bué a consacré sa thèse récente à l'étude d'une substance fortement antiseptique, le chlorure d'or, qui possède une action, pour ainsi dire élective, contre le bacille tuberculeux, sans être ni trop douloureux ni trop caustique. Le chlorure d'or fond et détruit progressivement les matières caséeuses, élimine les fongosités, limite l'évolution du tubercule, dont il favorise la disparition ; procure enfin la cicatrisation en activant la régénération des tissus. On se sert d'une solution de 1 gramme de chlorure d'or et 1 gramme de chlorure de sodium pour 50 grammes d'eau distillée, pour pratiquer des injections à la dose de 1/4 à 1 centimètre cube chaque fois. Il n'a jamais été constaté par cette méthode, ni phénomènes douloureux, ni accidents toxiques, ni réaction locale exagérées. Les résultats esthétiques et fonctionnels sont satisfaisants.

Les observations comprennent des cas d'adénites cervicales (masses ganglionnaires du cou) suppurées et non suppurées ; des abcès froids d'origine osseuse et des laryngites tuberculeuses. Le traitement est long, mais qu'importe, si les résultats sont excellents et les cicatrices solides ?

Nous croyons qu'on pourrait l'essayer en injections intrapulmonaires dans les cavernes des phtisiqnes, ainsi que les Américains le conseillent assez volontiers, depuis quelques années. Il est certain que le chlorure d'or serait préférable au chlorure de zinc et à la teinture d'iode pour cette intervention chirurgicale, toujours fort douloureuse et cependant rationnelle, lorsque la lésion est bien limitée et que l'état général de l'invalide du poumon n'est pas trop défectueux. Je crois aussi que, contre le lupus, cette vorace dermatose, si difficile à guérir radicalement, les badigeonnages et injections interstitielles seraient aussi fructueux comme résultats que la solution permanganique, actuellement en honneur :

Les tuberculoses locales, avec intégrité des poumons, doivent être opérées, toutes les fois que cela est possible, et opérées très largement, pour éviter les récidives. Mais cela ne nous dispense pas d'instituer un bon traitement général, aidé des cures thermales et maritimes appropriées à l'*ancienne scrofule*. Car, si les mots changent, les faits restent toujours les mêmes : *la scrofule est l'état général qui sert de support au tubercule*. L'air, l'aliment, l'iode, le fer, l'arsenic, le phosphore, l'huile de foie de morue, la cure marine sont les grands modificateurs du tempérament scrofuleux et jamais aucun médecin sérieux ne saura renoncer à leur emploi systématique.

CHAPITRE XIX

APPENDICE SUR LE TRAITEMENT DES AFFECTIONS DU CŒUR

(GÉNÉRALITÉS)

Les affections du cœur se trouvent si intimement liées, parfois, aux affections respiratoires, qu'il est utile, je pense (surtout pour les praticiens) de leur consacrer ici un court appendice.

Primum movens et ultimum moriens de l'économie animale, le cœur est un muscle paradoxal, qui se meut avant l'apparition du premier rudiment nerveux, et jusqu'à la minute de la mort, d'un rythme régulier, autant qu'involontaire. Moteur vital, *acropole du corps* (Aristote), le cœur accomplit, sans jamais se reposer, un travail évalué à plus de 80.000 kilogrammètres par jour.

L'importance physiologique du viscère central nous explique la nécessité de ne point négliger la thérapeutique d'un organe, dont la moindre tare fonctionnelle, la plus minime lésion organique, présentent les conséquences pathologiques les plus funestes, les plus inévitables. Il faut surtout surveiller le cœur au cours des états rhumatismaux et des maladies aiguës de l'arbre aérien.

Les *palpitations* ou *tachycardie* sont une complication fréquente des affections respiratoires chroniques.

Tout sujet prédisposé à la tachycardie doit dire adieu pour longtemps au tabac, au café et surtout au thé et aux liqueurs à essences, vins à bouquets, etc. Il veillera sur l'accomplissement parfait de ses fonctions digestives et s'efforcera d'élaguer, avec un soin jaloux et égoïste, les fatigues, les tracas, les soucis, la vie mondaine à la vapeur, etc... S'il existe de l'hypotension vasculaire, on peut redouter l'apparition des congestions ou de l'œdème pulmonaires. Le régime *lacté* ou *lacto-végétarien* constitue alors un bon paratonnerre pour ces complications, sans dispenser, toutefois, de la révulsion locale par les ventouses ni de la dérivation par les drastiques, qui déterminent dans l'intestin une véritable saignée séreuse, à la faveur de laquelle l'hyperglobulie passagère relève une tension artérielle abaissée. On ne négligera pas non plus les frictions alcooliques, l'un des puissants moyens d'accélération pour l'émonctoire cutané. La peau est une vaste surface nerveuse, dont la stimulation est toujours favorable au centre circulatoire. Il va sans dire que, toutes les fois que les palpitations coïncident avec une hypoglobulie manifeste à l'hématimètre, nous devons remédier à l'adynamie circulatoire et parfaire une crase sanguine insuffisante.

Les tachycardies de la ménopause sont dues, le plus ordinairement, à une hypertension vasculaire irritative ou *présclércuse*, qui entraîne le détraquement et la folie du pneumogastrique. Les palpitations ont, alors, pour cortège : les bouffées de chaleur, les étourdissements, la dyspnée plus ou moins angoissante, avec imminence de lipothymie ou d'état syncopal, pâleur livide, refroidissement des extrémités. Et cependant, il est rare que les accès de tachycardie proprement dite se prolongent au delà d'un quart d'heure, chez la femme à l'âge critique. Cette forme, assez commune, de cardiopathie, observée dans la clientèle journalière, se guérit très promptement, si l'on sait combattre la pléthore ou surcharge sanguine par les lavements et les purgations; décongestionner les centres encéphalo-rachidiens par le bain de siège, le bain salin général, le bain de pieds sinapisé; agir, enfin, sur l'appareil utéro-ovarien, par le moyen de l'*ergotine* et de l'*hydrastis*, dont on sait l'action élective (ou tout au moins prédominante) sur l'atonie génito-spinale. D'ailleurs, il est fréquemment indispensable d'avoir recours à ces agents vaso-constricteurs, pour lutter contre l'auto-intoxication dyscrasique et les tendances aux métrorragies. Je ne parle pas, ici, de l'emploi de l'ovarine ou autres extraits opothérapiques, n'ayant jamais rien obtenu de toute cette triperie médicinale, qui commence, heureusement, à passer de mode !

La débilité du centre circulatoire (où tous les physiologistes, depuis Aristote jusqu'à Claude Bernard, ont centralisé la vie) est une indication thérapeutique qui se dresse, à chaque pas de notre pratique, aussi bien dans la lutte contre les états aigus que dans la surveillance des chronicités. Chacun sait les immenses services rendus par la *digitale*, type des tonicardiaques. C'est un de ces médicaments *dominateurs*, dont la valeur sincère suffirait, à elle seule, à établir l'utilité de la non-expectation au cours des affections respiratoires. Mais il existe des variantes à la digitale, agissant dans le même but, par des voies différentes, alors surtout qu'il y a contre-indication ou intolérance à l'emploi de la médication digitalique.

L'*extrait de strophantus*, à 2 miligrammes, s'offre, d'abord, avec la *strophantine*, au dixième de milligramme. Glucoside extrait du strophantus kombé ou hispidus, son action capitale est l'accroissement de l'énergie cardiaque, avec élévation considérable de la pression vasculaire et pouvoir diurétique secondaire à cette pression. Donnez, dans certains cas graves, une petite dose de strophantus, 1 milligramme d'extrait, toutes les deux ou trois heures : vous verrez les veines les plus gonflées s'affaisser et les œdèmes se fondre ; l'énergie de la systole renforce le pouls et l'*aortisc*, suivant l'expression fort juste de Bucquoy ; l'arythmie et la dyspnée cardiaque s'effacent et la polyurie s'établit.

Pour Fraser, le triomphe du strophantus serait dans la sténose mitrale, et la contre-indication capitale du médicament serait l'artério-sclérose, avec aortisme ou *angor* vrai.

On songera aussi au strophantus, pour traiter les insuffisances, mal compensées, de la valvule mitrale, les cardiectasies des vieux tousseurs et des tuberculeux, les cardioplégies des alcooliques et des tabagiques. La néphrite albumineuse n'est nullement un obstacle à la médication.

La *caféine*, principe actif du café, du thé et de la kola, s'emploie beaucoup dans les affections respiratoires avec complications cardiaques. C'est un médicament neuro-vasculaire et un diurétique de premier ordre : il agit non seulement sur le cœur, mais sur l'activité cérébro-médullaire et sur le système des muscles, striés et lisses. On considère généralement la caféine comme le type des aliments d'épargne, dynamophores ou énergétiques. C'est le soutien potentiel du travail utile, l'antagoniste de la fatigue, le contre-poison du surmenage physico-mental. Il régularise le cœur, amplifie les pulsations, empêche l'essoufflement et favorise l'accomplissement du phénomène *effort*, en excitant le système moteur dans son ensemble. C'est, assurément, à la faveur d'une stimulation médullaire qu'elle exerce cette influence, à la fois comburante et conservatrice de l'énergie.

Quant au pouvoir diurétique du *citrate de caféine*, il semble dû à une excitation directe de l'épithélium rénal : et ce qui le prouve, c'est que l'urine de la diurèse caféïque apparaît au bout d'une demi-heure, avec décharge d'urée et d'autres matériaux solides. Le citrate de caféine est le spécifique des lésions valvulaires mal compensées.

La *théobromine* est surtout précieuse contre la neurasthénie, toutes les fois qu'il nous faut lutter contre la faiblesse irritable, caractérisée par les tendances à l'anémie cérébrale, par la céphalée vertigineuse (réflétant le manque d'équilibre de la circulation encéphalique), et par les alternatives de dépression et d'excitation du système nerveux. Un à deux grammes répartis dans les vingt-quatre heures, triomphent de l'apathie musculaire et de l'épuisement nerveux, augmentent l'influx moteur et stimulent l'ensemble de l'organisme, sans pousser à une excitation dangereuse ni à une insomnie particulièrement néfaste aux névropathes. Pour restaurer les forces amoindries ou défaillantes, vaincre l'adynamie postgrippale ou la myocardioplégie typhoïde ou sénile, rien ne vaut le valérianate de caféïne, qui restaure la vigueur et l'alacrité fonctionnelles et supplée à l'insuffisance patente des réserves nerveuses.

La théobromine joue aussi son rôle dans la médication *eupnéique :* dans l'asthme vrai, elle contribue, avec l'iodure, à dénouer heureusement les crises ; dans l'emphysème avec dilatation du cœur, dans l'asthme cardiaque, souvent symptomatique d'un affaiblissement du myocarde ; dans la dyspnée brightique et les complications pulmonaires du diabète, dans le catarrhe sénile, etc., elle se conduit comme un bon agent d'épargne et de réconfort.

La *spartéine,* qui est l'alcaloïde du genêt à balai (*spartium scoparium*), est usitée surtout sous sa forme cristallisée de sulfate neutre. A la dose de 6 à 10 centigrammes par jour, la spartéine est avantageuse, par la constance et l'invariabilité fidèles de ses résultats thérapeutiques. La spartéine empêche le myocarde de fléchir, relève la systole, augmente la pression artérielle, diminue la fréquence pulsatrice en régularisant la tension vasculaire. Sans fatiguer la fibre cardiaque, sans la prédisposer à une asystolie en retour, la spartéine accroît étonnamment l'énergie du cœur. Son action stimulante, aussi prompte qu'énergique, a l'avantage de pouvoir être utilisée sans crainte, même si les lésions valvulaires existent compensées. On sait qu'il n'en va pas de même avec la digitale : loin de là !

Dans toutes les variétés d'impotence cardiaque, la spartéine traduit, nettement, son action dynamogénique sur le myocarde. Laborde l'a surnommée le *métronome du cœur*. En fortifiant sa tonicité, elle réduit ses dimensions et triomphe dans la dyspnée cardiaque, les battements et angoisses névropathiques, les troubles réflexes cardiaques d'origine gastrique (jointe, alors, à la *quassine*), la dépression circulatoire des morphinomanes et nicotinomanes. (J'en ai, personnellement, éprouvé les précieux bienfaits, alors que je me trouvai intoxiqué, il y a quelques années, par un absurde usage de l'herbe à Nicot.)

L'action de la spartéine est durable à longue échéance : c'est plutôt un *analeptique du myocarde* qu'un excitant d'un jour. Elle convient : aux déprimés par le chagrin, le travail ou les plaisirs ; aux épuisés du nerf vague ; aux aortiques et aux angoreux arythmiques ; aux asthéniques cardiaques par stéatose. Il faut aussi la prescrire contre les palpitations des hystériques et hypocondriaques, les tachycardies de l'âge critique. D'ailleurs, c'est *la rareté des contre-indications* qui fait la gloire de ce médicament : autant la digitaline est délicate à manier, autant la spartéine se prescrit avantageusement, sans retentissement fâcheux sur le pneumogastrique, sans intolérance gastrique, sans accumulation.

Par son activité rapide et durable, la spartéine doit figurer dans les médications *d'urgence.* Que de malades échapperaient à la mort par péricardite, pneumonie, typhoïde, aortite, etc., s'ils étaient, méthodiquement, soumis à son emploi! La douceur de son action n'exclut ici nullement son énergie.

L'atonie intestinale est (ainsi que l'a démontré Federn), l'une des causes fréquentes de l'hypertension avec dyspnée d'effort, douleurs cardiaques, insomnie et quelquefois palpitations. Le régime laxatif, et une séance vespérale de massage abdominal, soulagent rapidement les malades. La *digitale* est alors contre-indiquée, même si le cœur est plongé dans l'asthéno-adynamie. Car les dyspeptiques (gastriques ou intestinaux) la supportent fort mal. Que de cardiaques (et surtout de pseudo-cardiaques) ont souffert davantage de la digitale que de leur maladie! Il faut surtout être réservé, s'il s'agit de digitaline cristallisée, capable de déterminer des syncopes mortelles, aux doses les plus faibles, chez des arthritiques nullement brightiques (comme on l'a prétendu) mais simplement aortiques et anémiés.

L'*hypotension* est toujours plus grave que la tension exagérée, surtout si elle coïncide avec les intermittences ou faux-pas du cœur, qui annoncent une systole inachevée. Toutefois, les intermittences reconnaissent souvent des influences non valvulaires, mais névropathiques ou réflexes : la dyspepsie, les affections hépatiques, rénales ou pulmonaires, le tabagisme, l'alcoolisme, le théisme, le kolaïsme. En dehors de ces causes, c'est la dégénérescence granulo-graisseuse du myocarde (par sclérose des coronaires) qui est souvent en jeu. Le malade en a rarement conscience, alors, tandis qu'il souffre toujours de ses arythmies réflexes. On conçoit l'importance du diagnostic différentiel : la douche froide, par exemple, excellente pour le dyspeptique nerveux arythmique, peut tuer le myocardiaque coronarien. Que d'aortiques méconnus succombent, tous les ans, à des pratiques hydriatiques ou de sport ! Il est bon de le proclamer.

J'apprécie beaucoup la *scille*, contre l'arythmie organique. C'est un excellent agent, peu suspect d'intolérance ou d'accumulation, avec l'avantage d'être, à la fois, diurétique, laxatif et incisif. J'en prescris 10 à 15 centigrammes d'extrait par jour, chez les cardiaques congestifs ou disposés à l'œdème pulmonaire : on rend ainsi aisés à expectorer des crachats dont la viscosité et l'adhérence entretiennent *mécaniquement* la dyspnée, au cours de certaines affections du cœur mal compensées. Un ou deux granules de *digitaline* s'y ajoutent, pour rendre plus stable l'équilibre circulatoire et triompher de l'oligurie. Cette association met fin à la dyspnée angoissante, en régularisant la pression sanguine périphérique. A propos de la diurèse, ne négligeons jamais les tisanes : celle de baies de genièvre, sucrée avec la lactose et additionnée de 2 grammes d'acétate de potasse par tasse, convient assez généralement. Lorsque, après cinq à six jours, on a cessé la digitaline, on peut recourir à la variante, l'*asparagine*, sorte de digitaline atténuée, qui prolonge sans péril l'action de diurèse, brillamment inaugurée par cette dernière.

Les grandes causes de l'*asystolie sénile* sont : l'emphysème, l'athérome, la myocardite, la néphrite interstitielle. Dypsnée, respiration à type Cheyne-Stockes, anxiété précordiale, parole entrecoupée, arythmie, œdèmes, anasarque, dilatation des jugulaires, cyanose, oligurie, etc..., tels sont les symptômes classiques de l'asystolie des vieillards. On doit la traiter, pendant la première semaine, par le régime lacté absolu, les drastiques, dont on varie la forme et les doses, au lever et au coucher ; toutes les six heures, deux pilules d'extrait de digitale à deux centigrammes. Les semaines suivantes, on institue le régime lacto-végétarien, avec une cuillerée de *phosphate neutre de soude* tous les matins et deux granules de *strophantine* au dixième de milligramme, puis de *spartéine* (centigr.) avant chaque repas. On assiste ainsi à la rétrogradation graduelle de l'asystolie et au retour de l'harmonie circulatoire : les stases veineuses et capillaires, qui jouent un si grand rôle dans l'insuffisance de la systole, disparaissent. La *strophantine* et la *spartéine* ne s'accumulent pas et la légère diarrhée que sollicite parfois la *strophantine*, concourt à la déplétion. Quand la débilité générale est très marquée, on aura recours à la *caféine* et à la *théobromine*, au quinquina et à la liqueur d'Hoffmann, pour vaincre la dépression, l'asthénie et l'algidité.

Je pense, avec Œrtel et Schott, que le mouvement doit être souvent conseillé aux cardiaques, pour conserver et accroître le potentiel du cœur et l'accommoder aux résistances ; la mise en jeu de l'énergie musculaire, par une kinésithérapie bien comprise, conduit à une plus prompte compensation des lésions. Il s'agit surtout de mouvements partiels, de massages prudents et rationnés : foin de ces mouvements qui entraînent un effort total ou trop soutenu! L'hypertension, la tachycardie et le brightisme s'opposent, d'ailleurs, souvent à trop d'exercice. Chez un aortique, un exercice ascensionnel occasionne souvent la mort subite par syncope, si le myocarde est insuffisant. Qui ne sait combien les efforts du coït ou de la défécation sont, fréquemment, suivis de débilité soudaine du cœur, dont la fatalité a été souvent notée? Les exercices raisonnés conviennent surtout en cas de dégénérescence graisseuse ou de dilatation du cœur droit. On peut y joindre les bains salés tièdes fréquents, et même certaines cures thermales, à la condition de les bien surveiller.

Enfin, je conseillerai à mes confrères, pour en avoir, maintes fois, éprouvé les bons effets, l'emploi de la pelote pour soutenir le cœur. Cette pelote, conseillée par Abée, de Nauheim, appliquée en permanence, soulage notablement la dyspnée en repoussant le cœur en haut et en déplaçant le choc de la pointe. L'appareil d'Abée est spécial pour la station debout : on doit l'enlever pendant la nuit. Son action bienfaisante s'explique par ce fait qu'un cœur hypertrophié exerce des tractions sur l'aorte et qu'on évite les tiraillements, en maintenant la béance orificielle des coronaires, lorsqu'on soutient convenablement le cœur de bas en haut. La ceinture des cardiaques n'est, du reste, que le produit de l'observation ou de l'imitation de la nature : tous les dyspnéiques à cœur gros ne se soulagent-ils pas, instinctivement, par la compression manuelle de leurs battements ?

TABLE DES CHAPITRES

ÉVREUX, IMPRIMERIE DE CHARLES HÉRISSEY

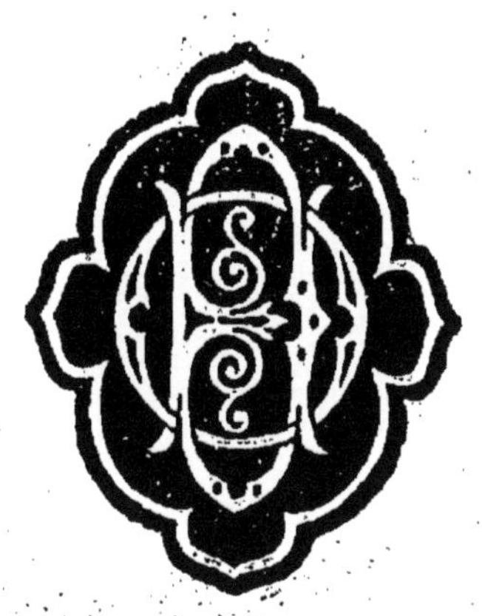

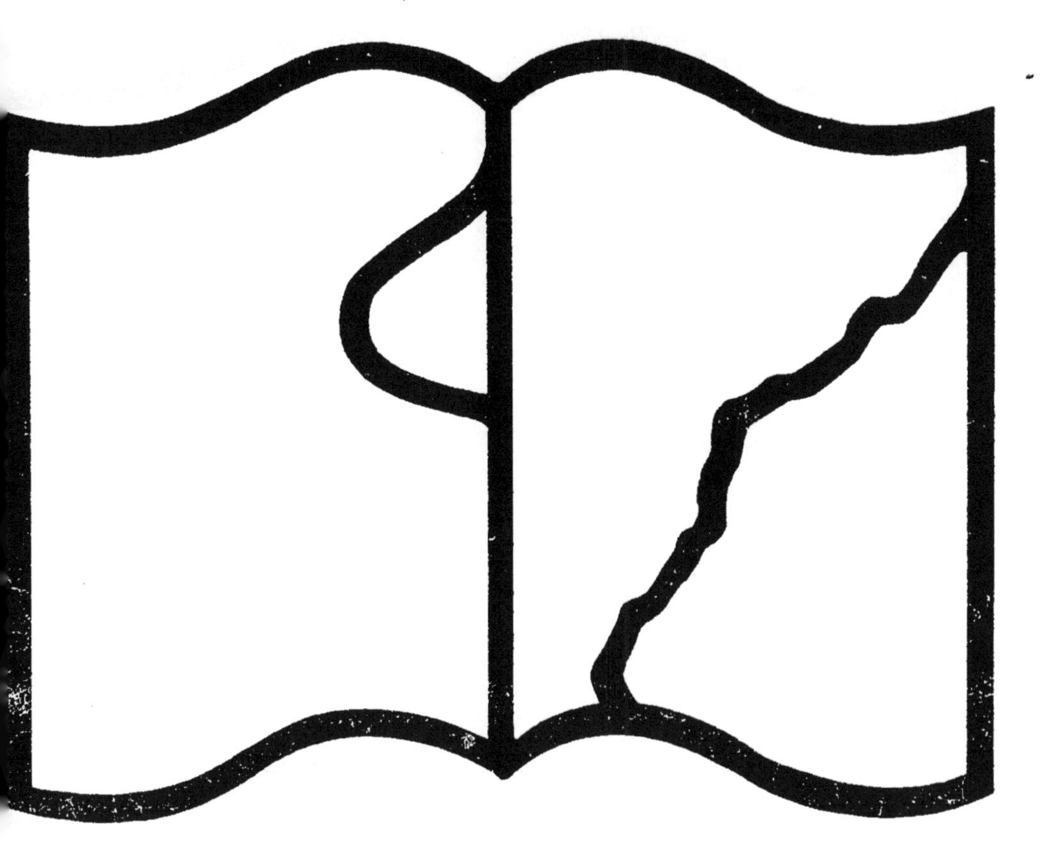

Texte détérioré — reliure défectueuse

NF Z 43-120-11

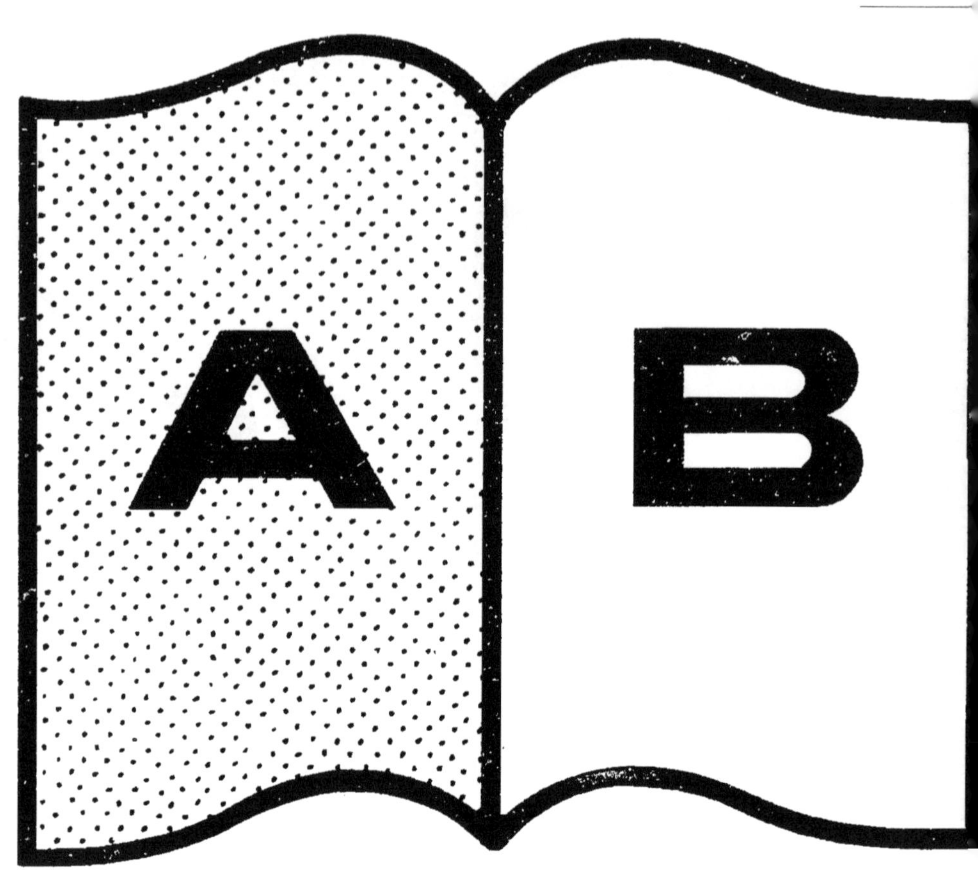

Contraste insuffisant

NF Z 43-120-14

www.ingramcontent.com/pod-product-compliance
Ingram Content Group UK Ltd.
Pitfield, Milton Keynes, MK11 3LW, UK
UKHW021009140726
13695UKWH00001B/150

9 782013 601160